Merrit Mogensen

Repensar la sexualidad

Las hormonas sintéticas, clave de la terapia

bup

Merrit Mogensen
Repensar la sexualidad
Las hormonas sintéticas, clave de la terapia

ISBN: 978-3-69035-523-0

Número de pedido: 1.201
También como libro electrónico
(978-3-69035-528-5)

Bremen University Press, 2025.
Fahrenheitstr. 11
28359 Bremen
bup@bremenuniversitypress.com
www.bremenuniversitypress.com
El manuscrito no puede ser utilizado ni total ni parcialmente
sin el consentimiento previo por escrito del editor.

Merrit Mogensen

Repensar la sexualidad

Las hormonas sintéticas, clave de la terapia

Visión general

1. INTRODUCCIÓN 9

2. PRINCIPIOS FISIOLÓGICOS DE LA SEXUALIDAD Y REGULACIÓN HORMONAL 18

3. CAUSAS Y FORMAS DE LOS TRASTORNOS SEXUALES HORMONALES 30

4. HORMONAS SINTÉTICAS: DESARROLLO, MECANISMOS DE ACCIÓN Y ÁMBITOS DE APLICACIÓN 46

5. USO TERAPÉUTICO DE HORMONAS SINTÉTICAS PARA TRASTORNOS SEXUALES 55

6. ALTERNATIVAS NO HORMONALES Y TERAPIAS COMBINADAS 87

8. INVESTIGACIÓN ACTUAL Y PERSPECTIVAS DE FUTURO 109

9. CONCLUSIÓN 120

10. ÍNDICE 124

Índice

1.	**INTRODUCCIÓN**	**9**
1.2	¿Qué son las hormonas sintéticas?	9
1.3	¿Qué pueden hacer las hormonas sintéticas?	10
1.4	Campo de aplicación terapia sexual	11
1.5	¿Por qué no hay hormonas naturales?	12
1.6.	Breve historia de las hormonas sintéticas	16
2.	**PRINCIPIOS FISIOLÓGICOS DE LA SEXUALIDAD Y REGULACIÓN HORMONAL**	**18**
2.1	Control de la sexualidad	18
2.2	Papel del eje hipotalámico-hipofisario-gonadal	21
2.3	Importancia de las hormonas sexuales	24
2.4	Aspectos neurobiológicos de la función sexual	27
3.	**CAUSAS Y FORMAS DE LOS TRASTORNOS SEXUALES HORMONALES**	**30**
3.1	Disfunciones endocrinas y sus efectos en la sexualidad	30
3.2	Hipogonadismo en hombres y mujeres	32
3.3	Menopausia y andropausia: cambios hormonales y consecuencias sexuales	35
3.4	Disregulación hormonal en el síndrome de ovario poliquístico (SOP)	38
3.5	Efectos de la hiperprolactinemia sobre la libido y la función sexual	40
3.6	Trastornos hormonales en enfermedades endocrinológicas (por ejemplo, diabetes, disfunción tiroidea).	43
4.	**HORMONAS SINTÉTICAS: DESARROLLO, MECANISMOS DE ACCIÓN Y ÁMBITOS DE APLICACIÓN**	**46**
4.1	Definición y desarrollo de las hormonas sintéticas	46

4.2	Diferencias entre hormonas bioidénticas y sintéticas	47
4.3	Farmacocinética y modo de acción de las hormonas sintéticas	50
4.4	Opciones de aplicación y formas de dosificación (inyecciones, aplicaciones transdérmicas, preparaciones orales)	52
5.	**USO TERAPÉUTICO DE HORMONAS SINTÉTICAS PARA TRASTORNOS SEXUALES**	**55**
5.1	Terapia con testosterona	55
	5.1.1 Indicaciones para los hombres	55
	5.1.2 Indicaciones para las mujeres	57
	5.1.3 Posología, eficacia, efectos secundarios	59
5.2	Terapia con estrógenos y progestágenos	61
	5.2.1 Indicación en la menopausia	63
	5.2.2 Efectos sobre la libido, la lubricación y la salud vaginal	65
	5.2.3 Riesgos y beneficios de la terapia hormonal sustitutiva	67
5.3	DHEA como terapia hormonal sintética	70
	5.3.1 Papel como hormona precursora de andrógenos y estrógenos	72
	5.3.2 Posibles efectos sobre la libido y la excitación sexual	74
5.4	Terapia hormonal para transexuales	76
	5.4.1 Testosterona para hombres trans: efectos sobre la libido y el comportamiento sexual	78
	5.4.2 Estrógenos y antiandrógenos para mujeres trans: Cambios en la función sexual	80
	5.4.3 Efectos a largo plazo y preguntas sin respuesta	84

6.	**ALTERNATIVAS NO HORMONALES Y TERAPIAS COMBINADAS**	**87**
6.1	Alternativas farmacológicas (inhibidores de la PDE-5, agonistas dopaminérgicos, antagonistas de los receptores de neurocinina-3)	87
6.2	Psicoterapia y terapia conductual de apoyo a las terapias hormonales	89
6.3	Intervenciones en el estilo de vida para fomentar la función sexual	93
7.	Riesgos y cuestiones éticas de la terapia hormonal sintética	98
7.1	Efectos secundarios y riesgos a largo plazo de las hormonas sintéticas	98
7.2	Controversias en torno al uso de hormonas sintéticas	100
7.3	Implicaciones ético-médicas	103
7.4	Aspectos económicos y sociales de la terapia hormonal	105
8.	**INVESTIGACIÓN ACTUAL Y PERSPECTIVAS DE FUTURO**	**109**
8.1	Nuevos avances en terapia hormonal	109
8.2	Terapia hormonal individualizada basada en marcadores genéticos y epigenéticos	113
8.3	Formas de dosificación innovadoras y biodisponibilidad optimizada de hormonas sintéticas	115
8.4	El futuro de las hormonas sintéticas en medicina sexual	117
9.	**CONCLUSIÓN**	**120**
10.	**ÍNDICE**	**124**

Nota: Este libro tiene una estructura modular, de modo que cada capítulo puede leerse también de forma independiente.

1. Introducción

En las últimas décadas, las hormonas sintéticas han adquirido una importancia creciente en la práctica médica, sobre todo en el tratamiento de los trastornos de la sexualidad en hombres y mujeres.

1.2 Qué son las hormonas sintéticas?

Las hormonas sintéticas son sustancias producidas químicamente que son similares en estructura y función a las hormonas naturales e imitan o modulan su efecto en el organismo. Las hormonas en sí son mensajeros bioquímicos, producidos por glándulas endocrinas como la hipófisis, los ovarios, los testículos, la glándula tiroides o las glándulas suprarrenales y transportados a través de la sangre a sus órganos diana para controlar en ellos procesos fisiológicos específicos. Estos procesos incluyen el crecimiento, el metabolismo, la reproducción, la respuesta inmunitaria y el comportamiento, incluida la función sexual y la experiencia sexual.

Las hormonas sintéticas se desarrollaron para compensar deficiencias hormonales naturales, regular desequilibrios hormonales o conseguir efectos fisiológicos específicos. Se utilizan con frecuencia en medicina, por ejemplo en la terapia hormonal sustitutiva en mujeres después de la menopausia, en hombres con déficit de testosterona, en anticoncepción o en el tratamiento de enfermedades como los trastornos tiroideos, la endometriosis o los tumores hormonodependientes. Su eficacia y sus posibles aplicaciones son diversas, pero difieren de las hormonas naturales en algunos aspectos clave, que pueden dar lugar a efectos farmacológicos específicos y a posibles efectos secundarios.

A diferencia de las hormonas bioidénticas, que corresponden exactamente a las hormonas del propio organismo en cuanto a su estructura química, las hormonas sintéticas suelen modificarse para que sean más estables y, por tanto, tengan una acción más prolongada o potencien un efecto específico. Estas modificaciones afectan a menudo a la estructura molecular, en particular a las cadenas laterales o a los grupos funcionales, haciendo que las moléculas hormonales sean más resistentes a la degradación en el organismo. Un ejemplo bien conocido son los progestágenos sintéticos, que se utilizan en los anticonceptivos orales y tienen una vida media más larga y un efecto progestágeno más fuerte en comparación con la progesterona natural.

Existen diferentes clases de hormonas sintéticas, que pueden diferenciarse según su ámbito de aplicación y efecto objetivo. Las más conocidas son los estrógenos sintéticos y los progestágenos, que se utilizan principalmente en la anticoncepción hormonal y en la terapia hormonal sustitutiva posmenopáusica. La testosterona sintética y sus derivados se utilizan para tratar la deficiencia de testosterona en los hombres o para aumentar la libido en las mujeres. También existen hormonas tiroideas sintéticas para el tratamiento del hipotiroidismo y glucocorticoides sintéticos, que se utilizan en el tratamiento de enfermedades autoinmunes o alergias debido a sus propiedades antiinflamatorias e inmunosupresoras.

1.3 Qué pueden hacer las hormonas sintéticas?

Una característica clave de las hormonas sintéticas es su control selectivo de receptores hormonales específicos en el organismo. Estos receptores están situados en las membranas celulares o en el núcleo celular de las células diana y actúan como interruptores moleculares que se activan o inhiben por la unión de la hormona. Las hormonas sintéticas pueden construirse de forma que actúen como agonistas y potencien el efecto de la hormona natural o bloqueen el efecto de la hormona endógena como antagonistas. Este control selectivo permite una modulación precisa de los procesos hormonales, pero también alberga el riesgo de efectos secundarios indeseables si las hormonas actúan en tejidos diana no deseados.

Una ventaja significativa de las hormonas sintéticas reside en su producción y dosificación estandarizadas , lo que permite un control preciso de los niveles hormonales en el organismo. A diferencia de las hormonas vegetales o bioidénticas, que pueden variar en su composición, las hormonas sintéticas ofrecen un alto grado de reproducibilidad y, por tanto, un efecto farmacológico fiable. Este control sobre la dosificación y el efecto es especialmente importante en la terapia sexual , ya que las disfunciones sexuales a menudo pueden verse influidas por cambios hormonales muy precisos.

1.4 Campo de aplicación terapia sexual

En la terapia sexual , las hormonas sintéticas se utilizan principalmente para tratar disfunciones sexuales inducidas por hormonas, como la pérdida de libido , la disfunción eréctil o la aversión sexual . En estos casos, se actúa sobre los mecanismos hormonales que influyen en el deseo sexual, la excitación y la experiencia sexual. Por ejemplo, la testosterona se utiliza en hombres y mujeres para aumentar la libido , mientras que los estrógenos sintéticos se utilizan en mujeres posmenopáusicas para mejorar la lubricación y reducir las molestias vaginales. La combinación de distintas hormonas sintéticas también puede ser útil para tratar desequilibrios hormonales complejos.

El desarrollo y el uso de estas sustancias no sólo reflejan el progreso médico, sino también una comprensión cambiada de la sexualidad como componente central de la salud y la calidad de vida humanas. En un momento en que las disfunciones sexuales ya no se consideran exclusivamente problemas psicológicos, sino que se reconocen cada vez más como trastornos multifactoriales con componentes hormonales, fisiológicos y psicosociales, la terapia hormonal sintética tiene un papel clave que desempeñar. El objetivo de este libro de texto es proporcionar una visión completa y detallada de la importancia, la aplicación y los efectos de las hormonas sintéticas en el tratamiento de los trastornos sexuales, destacando tanto los principios médico-biológicos como las implicaciones psicosociales y éticas.

La disfunción sexual engloba una amplia gama de síntomas y cuadros clínicos que afectan tanto a hombres como a mujeres y pueden variar mucho en cuanto a su gravedad y causas subyacentes. Mientras que la disfunción eréctil y el déficit de testosterona suelen ser el centro de atención en los hombres, las mujeres suelen experimentar problemas como una disminución de la libido, sequedad vaginal o trastornos de dolor sexual. En ambos casos, los desequilibrios hormonales desempeñan un papel importante. La investigación de los mecanismos hormonales subyacentes ha llevado a considerar las hormonas sintéticas como opciones terapéuticas prometedoras que pueden utilizarse específicamente para compensar las deficiencias hormonales y mejorar así la función sexual.

1.5 Por qué no hay hormonas naturales?

El uso de hormonas sintéticas en lugar de hormonas naturales tiene varias razones importantes, que se basan tanto en consideraciones farmacológicas como prácticas y éticas. Mientras que las hormonas naturales son bioquímicamente idénticas a las hormonas del propio organismo y, por tanto, en teoría deberían tener un efecto ideal sin efectos secundarios, las hormonas sintéticas ofrecen ventajas decisivas en términos de estabilidad, dosificación, eficacia y seguridad gracias a su estructura química modificada.

Una de las principales razones para utilizar hormonas sintéticas es su mayor estabilidad y biodisponibilidad. Las hormonas naturales, tal y como se producen en el cuerpo humano, se descomponen y excretan rápidamente, lo que limitaría gravemente su eficacia terapéutica . En cambio, las hormonas sintéticas se modifican químicamente para que sean más resistentes a la degradación enzimática y, por tanto, tengan una semivida más larga en el organismo. Estas modificaciones suelen afectar a las cadenas laterales o a los grupos funcionales de las moléculas y hacen que las hormonas sintéticas sean más estables y tengan un efecto más prolongado. Esto permite un efecto controlado y constante, así como una dosificación sencilla y menos frecuente , lo que aumenta el cumplimiento terapéutico por parte del paciente.

Otra ventaja significativa de las hormonas sintéticas es su dosificación precisa y su estandarización. Como las hormonas sintéticas se fabrican en un proceso de producción estrictamente controlado, tienen un alto nivel de pureza y una concentración constante de principios activos. En cambio, las hormonas naturales, como las derivadas de glándulas animales o precursores vegetales, pueden variar en concentración y composición, lo que puede dar lugar a efectos incoherentes e imprevisibles. Esta estandarización de las hormonas sintéticas garantiza un control preciso de los niveles hormonales en el organismo y permite así una terapia específica para los desequilibrios hormonales.

Otro aspecto clave es la posibilidad de unir hormonas sintéticas a receptores hormonales específicos de forma selectiva, potenciando así los efectos terapéuticos deseados o minimizando los efectos secundarios no deseados . Mediante cambios químicos específicos en la estructura molecular, las hormonas sintéticas pueden diseñarse de forma que activen o bloqueen selectivamente sólo determinados receptores sin afectar a otras vías de señalización. Un ejemplo de ello son los moduladores selectivos de los receptores de estrógenos, que actúan como agonistas de los estrógenos en determinados tejidos y como antagonistas en otros. Este control selectivo de los receptores permite una terapia diferenciada e individualizada que no podría conseguirse con tanta precisión utilizando hormonas naturales.

Además, las hormonas sintéticas son más adecuadas para potenciar determinados efectos clínicos o alcanzar objetivos terapéuticos específicos. Por ejemplo, se han desarrollado derivados sintéticos de la testosterona que tienen un efecto anabólico más potente que la testosterona natural y, por tanto, pueden utilizarse específicamente en el tratamiento del desgaste muscular o la osteoporosis. Del mismo modo, las progestinas sintéticas pueden modificarse de forma que no sólo imiten el efecto de la progesterona natural, sino que también tengan efectos farmacológicos adicionales, como una mayor inhibición de la ovulación en los anticonceptivos orales.

Otra ventaja de las hormonas sintéticas es el mejor control de los efectos secundarios. Mediante modificaciones químicas selectivas, las hormonas sintéticas pueden diseñarse de forma que causen menos efectos secundarios que sus homólogas naturales. Por ejemplo, se han desarrollado glucocorticoides sintéticos que tienen un elevado efecto antiinflamatorio sin aumentar simultáneamente la retención de sodio y agua, como ocurriría con el cortisol natural. Esta adaptación específica de las propiedades farmacológicas permite un tratamiento más eficaz con menos efectos secundarios.

Una ventaja práctica de las hormonas sintéticas que no debe subestimarse es su amplia disponibilidad y facilidad de producción. Las hormonas naturales deben extraerse y procesarse a partir de fuentes animales o humanas, lo que plantea problemas éticos, higiénicos y económicos. Las hormonas sintéticas, en cambio, pueden producirse en grandes cantidades y a bajo coste en procesos químicos estandarizados, lo que garantiza su amplia disponibilidad y el acceso a un amplio abanico de opciones terapéuticas. Además, la producción sintética minimiza significativamente el riesgo de impurezas y patógenos que podrían existir cuando se extraen de fuentes animales o humanas.

Otra razón para el uso de hormonas sintéticas que no debe descuidarse son las consideraciones éticas y sociales. El uso de hormonas naturales, especialmente las de origen animal, plantea cuestiones éticas en relación con la protección y el bienestar de los animales. Las hormonas sintéticas ofrecen una alternativa inobjetable desde el punto de vista ético, ya que pueden producirse independientemente de fuentes animales o humanas. Especialmente en una sociedad cada vez más crítica e informada que valora los productos médicos sostenibles y éticamente aceptables, las hormonas sintéticas representan una opción de tratamiento importante y aceptada.

Por último, los aspectos normativos y jurídicos también influyen en la decisión a favor de las hormonas sintéticas. Como se sintetizan y estandarizan en procesos controlados, cumplen los estrictos requisitos de calidad, seguridad y eficacia de los medicamentos que exigen las autoridades reguladoras de todo el mundo. Esto garantiza un alto nivel de seguridad del producto y un efecto terapéutico fiable, lo que es especialmente importante en el tratamiento de las disfunciones sexuales inducidas por hormonas.

En resumen, las hormonas sintéticas ofrecen una serie de ventajas con respecto a las naturales, como una mayor estabilidad, una dosificación precisa, un control selectivo de los receptores, mayores efectos terapéuticos, menos efectos secundarios , una amplia disponibilidad, una seguridad ética y una elevada seguridad del producto. Estas ventajas las convierten en una opción terapéutica indispensable y muy eficaz en la medicina moderna, especialmente en el tratamiento de la disfunción sexual inducida por hormonas . Aunque las hormonas naturales también pueden ser útiles en determinados casos, las hormonas sintéticas ofrecen una estrategia de tratamiento superior y flexible gracias a su modificación química específica y a sus versátiles opciones de aplicación.

1.6. Breve historia de las hormonas sintéticas

El desarrollo de las hormonas sintéticas comenzó a mediados del siglo XX y no ha cesado desde entonces. En un principio, la atención se centró principalmente en los estrógenos sintéticos y los progestágenos para la anticoncepción hormonal, pero el potencial terapéutico de estas sustancias se reconoció rápidamente en otros ámbitos de la medicina. En la terapia sexual, las hormonas sintéticas ofrecen actualmente una amplia gama de aplicaciones. Por ejemplo, los preparados de testosterona se utilizan para tratar la pérdida de libido en mujeres y hombres, mientras que los estrógenos y gestágenos sintéticos se emplean principalmente en la terapia posmenopáusica para mejorar la función sexual y el bienestar general. Además, las terapias hormonales sustitutivas combinadas también se utilizan para compensar desequilibrios hormonales más complejos.

Sin embargo, además de los efectos farmacológicos, también deben tenerse en cuenta los posibles efectos secundarios y riesgos de las hormonas sintéticas. En los últimos años, los estudios de han señalado repetidamente posibles vínculos entre el uso a largo plazo de terapias hormonales sustitutivas y un mayor riesgo de enfermedades cardiovasculares, cáncer de mama y trombosis. Al mismo tiempo, sin embargo, también hay pruebas de que una terapia hormonal personalizada y cuidadosamente controlada puede tener efectos positivos sobre la función sexual, el bienestar general e incluso la salud cognitiva. Esta situación ambivalente de los datos pone de manifiesto que es esencial una visión diferenciada y una evaluación individual de los riesgos y beneficios. El objetivo de este libro es, por tanto, no sólo explicar la base científica y las posibilidades terapéuticas, sino también abordar los riesgos potenciales y las cuestiones éticas asociadas al uso de hormonas sintéticas en la terapia sexual.

Un aspecto clave del uso de hormonas sintéticas es comprender la compleja regulación hormonal del comportamiento sexual humano. Las hormonas influyen no sólo en los procesos fisiológicos de la sexualidad, como la excitación sexual y la lubricación, sino también en las dimensiones emocionales y psicológicas de la sexualidad, como la libido, la motivación sexual y la experiencia sexual. Esta complejidad requiere un enfoque holístico que tenga en cuenta tanto los mecanismos neuroendocrinos como los factores psicosociales y culturales que influyen. En el tratamiento de las disfunciones sexuales en particular, está claro que las intervenciones hormonales por sí solas no suelen bastar para lograr una mejora duradera, sino que se requiere una terapia integradora que incluya también enfoques psicológicos y conductuales.

2. Fundamentos fisiológicos de la sexualidad y regulación hormonal

2.1 Control de la sexualidad

El control endocrino de la sexualidad es un proceso muy complejo que se regula mediante la interacción de varias hormonas que se producen y modulan tanto a nivel central en el cerebro como en los órganos periféricos. Esta regulación hormonal tiene lugar a través de una estructura jerárquica que se origina en el hipotálamo y se extiende a través de la hipófisis hasta las gónadas . Esta red se conoce como eje hipotálamo-hipofisario-gonadal y desempeña un papel central en el control de la sexualidad en ambos sexos. En este eje endocrino, numerosas hormonas y sustancias mensajeras trabajan conjuntamente para regular el equilibrio entre la estimulación y la inhibición de las funciones sexuales. Una alteración de este delicado equilibrio puede provocar diversas disfunciones sexuales.

El hipotálamo es una pequeña pero importantísima región del cerebro que actúa como centro de control global del sistema endocrino. Recibe y procesa diversas señales procedentes de otras regiones del cerebro relacionadas con las emociones, el estrés y el comportamiento, e integra esta información en señales hormonales. Estas señales hormonales se liberan en forma de hormonas liberadoras, que actúan sobre la hipófisis y estimulan allí la liberación de otras hormonas. La hormona liberadora de gonadotropina y la hormona inhibidora de la prolactina son especialmente importantes para la regulación sexual. La hormona liberadora de gonadotropina se libera en impulsos desde el hipotálamo y cstimula la producción y liberación de la hormona luteinizante y la hormona foliculoestimulante en la hipófisis. Estas dos hormonas desempeñan un papel clave en la regulación de la función de las gónadas y controlan la producción de las hormonas sexuales testosterona , estradiol y progesterona . Por otra parte, la hormona inhibidora de la prolactina inhibe la liberación de prolactina en la hipófisis y, por lo tanto, desempeña un papel clave en el control de la respuesta sexual y la regulación de la motivación sexual.

La hipófisis , también conocida como glándula pituitaria, está situada directamente debajo del hipotálamo y está conectada a éste a través del tallo hipofisario. Consta de un lóbulo anterior y otro posterior, que tienen funciones hormonales diferentes. En el lóbulo anterior se producen las llamadas hormonas glandotrópicas, entre las que se encuentran la hormona luteinizante y la hormona foliculoestimulante. Estas hormonas actúan sobre las gónadas y controlan la producción y secreción de hormonas sexuales. En el hombre, la hormona luteinizante estimula las células de Leydig de los testículos para que produzcan testosterona , mientras que en la mujer estimula la ovulación y la formación del cuerpo lúteo en el ovario, que a su vez produce progesterona . En el hombre, la hormona foliculoestimulante favorece la espermatogénesis en las células de Sertoli de los testículos y en la mujer el crecimiento de los folículos en los ovarios , que segregan estrógenos . Hormonas como la oxitocina y la vasopresina se almacenan en el lóbulo posterior de la hipófisis y se liberan al torrente sanguíneo cuando es necesario. La oxitocina desempeña un papel fundamental en el desarrollo y la intensificación de la excitación sexual y en el vínculo emocional entre la pareja, mientras que la vasopresina también influye en el comportamiento de apareamiento y el vínculo social.

Las gónadas , es decir, los testículos en los hombres y los ovarios en las mujeres, son los principales productores de hormonas sexuales y están directamente controladas por las hormonas de la hipófisis . En los hombres, los testículos producen la hormona sexual testosterona , que desempeña un papel central en la sexualidad masculina . No sólo influye en la libido y la motivación sexual , sino que también es responsable del desarrollo y la función de los caracteres sexuales primarios y secundarios, como el crecimiento de los órganos sexuales, los cambios de voz durante la pubertad, el vello corporal y la masa muscular. Además, la testosterona también tiene un efecto sobre la función cognitiva y el estado de ánimo, ya que penetra en determinadas regiones del cerebro y actúa sobre los neurotransmisores como la dopamina y la serotonina . La falta de testosterona puede provocar una disminución del deseo sexual, disfunción eréctil, reducción de la fuerza muscular y depresión. La testosterona también desempeña un papel importante en las mujeres, aunque en menor cantidad. Contribuye a mantener la libido, la excitación sexual y la modulación del estado de ánimo. Por ello, en la terapia sexual , la testosterona se utiliza específicamente para compensar los déficits hormonales de hombres y mujeres con pérdida de libido o disfunción sexual.

En la mujer, las hormonas sexuales más importantes son los estrógenos y los progestágenos , que se producen en los ovarios . Los estrógenos no sólo regulan el ciclo menstrual y la ovulación , sino que también influyen en la sexualidad y el bienestar general. Influyen en la lubricación de la mucosa vaginal, la sensibilidad de las zonas erógenas y la capacidad de respuesta sexual. También tienen un efecto sobre el sistema nervioso central y pueden aumentar la disposición emocional para las interacciones sexuales. Durante la menopausia, la producción de estas hormonas disminuye, lo que suele ir acompañado de cambios en la experiencia sexual y una disminución del deseo sexual. En estos casos, la terapia hormonal sustitutiva con estrógenos y progestágenos sintéticos puede ser útil para compensar los déficits hormonales y mejorar la función sexual.

Otro componente importante del control endocrino de la sexualidad es la hormona prolactina , que se produce en la glándula pituitaria . Desempeña un papel importante en la regulación de la respuesta sexual y el control de la libido . Tras la actividad sexual, el nivel de prolactina aumenta e inicia una fase refractaria durante la cual se inhibe una nueva excitación sexual. Sin embargo, un nivel permanentemente elevado de prolactina puede provocar una disminución de la libido y disfunción sexual. Por lo tanto, las enfermedades asociadas a la hiperprolactinemia , como los tumores de la hipófisis, pueden repercutir en el comportamiento sexual y requieren una aclaración y un tratamiento médicos adecuados.

Las hormonas sexuales están reguladas por complejos mecanismos de retroalimentación que garantizan que la concentración de hormonas se mantenga en equilibrio. Los cambios en el equilibrio hormonal pueden estar causados por procesos naturales como el envejecimiento o la menopausia , así como por condiciones patológicas como enfermedades endocrinas o el uso de ciertos medicamentos. Las hormonas sintéticas ofrecen una forma de compensar las deficiencias hormonales y optimizar la sexualidad , pero requieren una cuidadosa consideración y seguimiento para minimizar los efectos secundarios y garantizar una eficacia óptima .

2.2 Función del hipotálamo-hipófisis-gónadas-eje

Las funciones sexuales en los seres humanos están reguladas por un complejo sistema endocrino controlado por la estrecha interacción entre el hipotálamo , la hipófisis y las gónadas . Este eje es esencial para el control hormonal de la reproducción y las funciones sexuales y reacciona con sensibilidad a los factores de influencia endógenos y exógenos. Este sistema se controla mediante una señalización hormonal muy precisa, regulada por mecanismos de retroalimentación positiva y negativa.

El hipotálamo constituye el centro de control superior de la regulación hormonal y libera la hormona liberadora de gonadotropina, que se libera en forma de pulsaciones en los vasos portales de la hipófisis . La frecuencia y la amplitud del pulso de esta hormona varían en función de las condiciones fisiológicas y patológicas y determinan la liberación de las hormonas posteriores. La hipófisis reacciona a este estímulo liberando la hormona luteinizante y la hormona foliculoestimulante, que actúan sobre las gónadas y controlan allí la síntesis y secreción de hormonas sexuales.

En los hombres, estas hormonas regulan la producción de testosterona en las células de Leydig de los testículos , mientras que en las mujeres influyen en la síntesis de estrógenos y progesterona en los ovarios. Estas hormonas sexuales tienen diversos efectos sistémicos mediados a través de receptores en casi todos los tejidos. Además de regular la función reproductora, desempeñan un papel fundamental en el desarrollo y mantenimiento de los caracteres sexuales secundarios, la densidad ósea, la masa muscular y los procesos cognitivos y emocionales.

El eje hipotálamo -hipófisis-gonadal está sometido a un fuerte control de retroalimentación por parte de las hormonas sexuales periféricas. Concentraciones elevadas de testosterona o de estrógenos inhiben la secreción de la hormona liberadora de gonadotropina en el hipotálamo y de las hormonas gonadotrópicas en la hipófisis , mientras que niveles bajos provocan un aumento de la secreción de estas hormonas. Esta retroalimentación permite una adaptación dinámica a las necesidades fisiológicas, como la pubertad, el ciclo menstrual o el embarazo.

La exposición a hormonas sintéticas puede influir en este complejo sistema regulador. La administración exógena de testosterona , estrógenos o sus análogos sintéticos puede influir en el eje a diferentes niveles y provocar cambios a corto y largo plazo en el control hormonal. La administración continua de hormonas exógenas puede conducir a una supresión de la producción propia del organismo, ya que los mecanismos de retroalimentación negativa reducen la liberación endógena de las hormonas de control de nivel superior . Especialmente tras un uso prolongado, esto puede conducir a una reducción de la función de las gónadas , que sólo puede normalizarse de nuevo lentamente o con apoyo terapéutico.

Además, debido a su estructura química específica, las hormonas sintéticas suelen tener propiedades de unión alteradas a los receptores o a las proteínas transportadoras, lo que modifica su efecto en comparación con las hormonas naturales. Algunas hormonas sintéticas tienen una semivida más larga o se unen a receptores hormonales con afinidades diferentes, lo que puede influir en la regulación del eje hipotálamo -hipófisis-gonadal . La sensibilidad individual a estas modificaciones hormonales varía considerablemente y depende de factores genéticos, epigenéticos y ambientales.

Por lo tanto, el uso terapéutico de hormonas sintéticas en la terapia sexual requiere un conocimiento preciso de la regulación endocrina subyacente. La elección de la hormona adecuada, la dosificación y la duración del tratamiento deben considerarse cuidadosamente tanto para lograr los efectos terapéuticos deseados como para minimizar los posibles efectos secundarios sobre el eje. Un uso acrítico o excesivo puede provocar desequilibrios hormonales indeseables, que pueden manifestarse, entre otras cosas, en alteraciones de la libido , trastornos eréctiles o del ciclo menstrual, cambios en la composición corporal o cambios de humor.

La compleja interacción entre las hormonas naturales y las sintéticas hace necesario un seguimiento continuo de los efectos a largo plazo de la terapia hormonal. La influencia de las hormonas sintéticas sobre el eje hipotálamo -hipófisis-gonadal puede variar de un individuo a otro, por lo que es necesario un seguimiento diagnóstico preciso. El desarrollo de nuevas hormonas sintéticas con mecanismos de acción más específicos y menos efectos secundarios representa una perspectiva prometedora para mejorar la eficacia de la terapia sexual y mantener lo mejor posible la función fisiológica del eje.

2.3 Importancia de las hormonas sexuales

Las hormonas sexuales (testosterona, estrógenos, progesterona, DHEA) son reguladores centrales de numerosos procesos fisiológicos del cuerpo humano e influyen no sólo en la capacidad reproductora, sino también en el bienestar físico, emocional y cognitivo. Su efecto se extiende a casi todos los sistemas orgánicos y está controlado por una compleja interacción con factores hormonales, genéticos y epigenéticos. La regulación, producción y efecto de estas hormonas se consigue a través de mecanismos finamente sintonizados que se coordinan con precisión a nivel celular y molecular. Los cambios en su concentración o actividad pueden tener consecuencias de gran alcance para la salud sexual, el desarrollo físico y el bienestar general.

La testosterona es la hormona sexual más importante en el hombre, aunque también se produce en pequeñas cantidades en la mujer. Desempeña un papel decisivo en el desarrollo de los caracteres sexuales primarios y secundarios al controlar la formación de los genitales masculinos durante el desarrollo embrionario y promover el crecimiento de los músculos, el aumento del vello corporal, el engrosamiento de la voz y la formación de los patrones de distribución de la grasa masculina durante la pubertad. También influye en la libido, la función eréctil y el bienestar psicológico general. Se sintetiza principalmente en las células de Leydig de los testículos y está regulada por el control hormonal del hipotálamo -hipófisis-gónada -eje . En la mujer, la testosterona se produce principalmente en los ovarios y en la corteza suprarrenal , donde sirve de precursor para la síntesis de estrógenos. Un desequilibrio en la concentración de testosterona puede provocar importantes cambios fisiológicos y psicológicos tanto en el hombre como en la mujer, que pueden manifestarse, entre otras cosas, en trastornos de la libido, cambios en la masa muscular y grasa y fluctuaciones afectivas.

Estrógenos son las hormonas sexuales femeninas más importantes, que se sintetizan principalmente en los ovarios, pero también se producen en pequeñas cantidades en los testículos y en la corteza suprarrenal de los hombres. Son esenciales para el desarrollo y el mantenimiento de los caracteres sexuales femeninos y regulan el ciclo menstrual, la maduración de los óvulos y la función del endometrio. Además de su papel central en la reproducción, los estrógenos tienen efectos significativos sobre la densidad ósea, el sistema cardiovascular y los procesos cognitivos. Influyen en el estado de ánimo y tienen propiedades neuroprotectoras que pueden reducir el riesgo de enfermedades neurodegenerativas. Un cambio en la producción de estrógenos, ya sea debido a fluctuaciones naturales relacionadas con la edad o a influencias externas como las hormonas sintéticas, puede tener diversos efectos en el organismo. Las concentraciones bajas pueden asociarse a un mayor riesgo de osteoporosis, una menor protección cardiovascular y una mayor propensión a la depresión. Por otra parte, una exposición excesiva a los estrógenos puede asociarse a un mayor riesgo de enfermedades tumorales hormono-dependientes y complicaciones trombóticas.

Progesterona es una hormona sexual esencial que desempeña un papel central en el ciclo femenino en particular. Se produce en los ovarios, sobre todo en el cuerpo lúteo, y en la placenta durante el embarazo. La progesterona es esencial para preparar el revestimiento del útero para una posible implantación del óvulo fecundado y ayuda a mantener el embarazo. Además de su función reproductora, tiene otros efectos fisiológicos, entre ellos un efecto modulador sobre el sistema nervioso central. Tiene un efecto calmante y ansiolítico al influir en la acción de ciertos neurotransmisores en el cerebro. La progesterona también interviene en la regulación de la respuesta inmunitaria, en la termorregulación y en la modulación del equilibrio hídrico. Un desequilibrio en los niveles de progesterona puede provocar trastornos del ciclo menstrual, trastornos del estado de ánimo y alteraciones metabólicas. La administración exógena de progestágenos sintéticos , que son estructural y funcionalmente similares a la progesterona, se utiliza a menudo para la anticoncepción o la terapia hormonal sustitutiva , aunque deben tenerse en cuenta las diferencias individuales de eficacia y tolerabilidad.

La dehidroepiandrosterona es una hormona precursora que se produce en la corteza suprarrenal y puede convertirse en testosterona y estrógenos . Es una de las hormonas esteroides más abundantes en el cuerpo humano y tiene diversos efectos biológicos. Se asocia a efectos anabolizantes, neuroprotectores, inmunomoduladores y antidepresivos. Durante el envejecimiento natural, la producción de esta hormona disminuye continuamente, lo que puede asociarse a diversos cambios relacionados con la edad, como una disminución de la masa muscular, una mayor susceptibilidad al deterioro cognitivo y una reducción de la libido . La administración exógena de derivados sintéticos de la dehidroepiandrosterona se está investigando en diversos contextos terapéuticos, especialmente en el tratamiento de las deficiencias hormonales relacionadas con la edad y en la terapia sexual . Sin embargo, los efectos a largo plazo y los posibles efectos secundarios de la sustitución sintética siguen siendo objeto de investigación científica.

El equilibrio entre estas hormonas es crucial para mantener la salud sexual, el rendimiento físico y el bienestar psicológico. Los cambios en las concentraciones o los efectos de estas hormonas pueden deberse a procesos naturales como la pubertad, la menopausia o el envejecimiento, pero también pueden verse afectados por influencias externas como terapias hormonales, factores ambientales o intervenciones farmacológicas. El desarrollo y el uso de hormonas sintéticas en la terapia sexual requiere un profundo conocimiento de la regulación hormonal natural para desarrollar estrategias terapéuticas específicas que aprovechen los efectos positivos de estas hormonas sin alterar de forma permanente el equilibrio fisiológico del sistema endocrino.

2.4 Aspectos neurobiológicos de la función sexual

La función sexual está controlada por una compleja interacción de mecanismos neurobiológicos coordinados por los sistemas nerviosos central y periférico. La integración de estímulos sensoriales, hormonales y cognitivos determina la regulación del comportamiento sexual, que está controlado por redes neuronales finamente sintonizadas. Las áreas cerebrales, los neurotransmisores y las hormonas implicadas interactúan en un sistema altamente dinámico que tiene en cuenta tanto los patrones innatos como los aprendidos.

El hipotálamo contiene centros de control centrales para la función sexual, que desempeñan un papel superior debido a su conexión directa con los sistemas de control hormonal y autonómico. Ciertas zonas centrales de esta estructura son esenciales para la regulación de las reacciones sexuales y tienen una alta densidad de receptores para las hormonas sexuales. El área preóptica medial y el hipotálamo ventromedial participan de forma significativa en el control del comportamiento sexual e interactúan con otras estructuras corticales y subcorticales que influyen en los procesos emocionales, motivacionales y conductuales. La actividad de estas áreas está modulada por señales hormonales, que pueden provocar tanto cambios estructurales a largo plazo como ajustes agudos en la excitabilidad neuronal.

Las estructuras límbicas, en particular la amígdala y el hipocampo , desempeñan un papel central en la evaluación emocional de los estímulos sexuales y en la codificación en la memoria de las experiencias asociadas a la sexualidad . La amígdala interviene significativamente en el procesamiento de los estímulos sociales y emocionales e integra señales hormonales y sensoriales para controlar la motivación del comportamiento sexual. El hipocampo contribuye al almacenamiento y procesamiento de las experiencias asociadas a la intimidad, los vínculos y las preferencias sexuales. El vínculo entre las estructuras límbicas e hipotalámicas garantiza la sincronización de los procesos emocionales y cognitivos con los patrones de respuesta fisiológica.

Los neurotransmisores dopamina, serotonina, oxitocina y vasopresina también desempeñan un papel fundamental en el control de la función sexual. La dopamina es fundamental en la mediación del placer, la motivación y la recompensa, y se libera en las vías mesolímbicas del cerebro. Refuerza los estímulos sexuales y contribuye a mantener la motivación sexual. La serotonina tiene un efecto inhibidor sobre la función sexual al prolongar la latencia y modular la excitación. El equilibrio entre la señalización dopaminérgica y serotoninérgica determina el nivel de motivación sexual y la regulación de la excitación sexual. La oxitocina es esencial para la mediación del vínculo social y la confianza, y se libera en mayores cantidades durante la actividad sexual. Refuerza el vínculo emocional entre los miembros de la pareja y modula la sensación de placer. La vasopresina desempeña un papel complementario en el vínculo social e influye en la regulación de la agresión y el comportamiento territorial en el contexto de la sexualidad

El suministro exógeno de hormonas sintéticas puede tener efectos significativos en la regulación neurobiológica de la función sexual. Los preparados sintéticos de testosterona pueden modular la actividad dopaminérgica en el sistema de recompensa e influir tanto en la motivación sexual como en la sensación de placer. Los cambios en la señalización dopaminérgica pueden provocar un aumento o una disminución de la capacidad de respuesta sexual, dependiendo de la base neuroquímica individual y de la dosis de la hormona sintética. Los estrógenos actúan sobre redes neuronales específicas implicadas en la modulación del humor y la excitabilidad. Pueden tener efectos neuroprotectores al influir en la plasticidad de las conexiones sinápticas y modular la excitabilidad neuronal en regiones cerebrales relevantes para la sexualidad. La progesterona influye en la transmisión GABAérgica, produciendo efectos calmantes y ansiolíticos que pueden repercutir en la excitación sexual y la experiencia emocional.

El uso prolongado de hormonas sintéticas puede provocar adaptaciones estructurales en el cerebro que se asocian a una sensibilidad alterada a los estímulos sexuales. La plasticidad de las conexiones sinápticas, en la que influyen las señales hormonales, permite que la actividad neuronal se adapte a las condiciones hormonales cambiantes. Estos cambios neurobiológicos de pueden tener efectos tanto reversibles como irreversibles en la experiencia sexual, el apego emocional y la motivación para la interacción sexual.

La integración de hormonas sintéticas en la terapia sexual requiere un profundo conocimiento de los mecanismos neurobiológicos subyacentes para evitar efectos indeseables en la regulación neuronal de la función sexual. La interacción entre las hormonas exógenas y el sistema nervioso central puede provocar reacciones individuales influidas por factores genéticos, experiencias hormonales previas y condiciones ambientales. El desarrollo de estrategias terapéuticas específicas que tengan en cuenta el equilibrio natural de los sistemas de control neurobiológico es crucial para el éxito a largo plazo de las intervenciones hormonales en terapia sexual.

3. Causas y formas de los trastornos sexuales hormonales

3.1 Disfunciones endocrinas y sus efectos en la sexualidad

La regulación de la función sexual depende en gran medida del equilibrio hormonal. Los cambios en la producción, secreción o efecto de las hormonas sexuales pueden repercutir en la salud sexual y manifestarse en una variedad de síntomas clínicos. Los trastornos sexuales de origen hormonal pueden afectar tanto a hombres como a mujeres y manifestarse en una disminución de la excitación sexual, una pérdida de la libido, trastornos del flujo sanguíneo genital o una modulación hormonal alterada de los procesos nerviosos centrales. Las causas de estos trastornos son variadas y pueden estar influidas por factores genéticos, fisiológicos, patológicos o externos.

Una de las causas más comunes de disfunción sexual hormonal es la disfunción endocrina, que provoca cambios en la regulación de las hormonas sexuales. La reducción de la producción de testosterona puede provocar una disminución de la motivación sexual, una reducción de la energía y un cambio en la regulación emocional tanto en hombres como en mujeres. En los hombres, la síntesis insuficiente de testosterona se asocia a menudo con disfunción eréctil y producción reducida de esperma. Las mujeres con una producción reducida de testosterona suelen mostrar una menor excitación sexual, una menor sensibilidad en la zona genital y un deterioro general del placer sexual. Por otro lado, una producción excesiva de testosterona, como puede ocurrir en ciertas enfermedades endocrinas o debido a la ingesta de hormonas exógenas, provoca cambios en la libido, un aumento de los impulsos sexuales y posibles patrones de comportamiento desregulados.

Los estrógenos son esenciales para la regulación de la lubricación vaginal , el flujo sanguíneo a la región genital y la sensibilidad sexual. La reducción de la producción de estrógenos, que suele producirse durante la menopausia o debido a una disfunción ovárica, puede provocar atrofia del epitelio vaginal, dolor durante las relaciones sexuales y una disminución general del deseo sexual. Un aumento del nivel de estrógenos, que puede deberse a terapias hormonales o a ciertos trastornos endocrinos, modifica la sensibilidad del sistema nervioso central a los estímulos sexuales y puede tener efectos tanto favorecedores como inhibidores de la función sexual.

La progesterona es responsable del mantenimiento del equilibrio hormonal y de la modulación de los procesos nerviosos centrales. Un déficit de esta hormona puede provocar cambios afectivos, aumento de la ansiedad y trastornos del sueño, que a su vez pueden repercutir negativamente en la función sexual. La producción excesiva de progesterona, que puede producirse durante ciertas fases del ciclo menstrual o como consecuencia de los anticonceptivos hormonales, por ejemplo, afecta a la libido y puede provocar una disminución de la excitación sexual.

La función de la corteza suprarrenal desempeña un papel importante en la regulación hormonal de la sexualidad , ya que en ella se sintetizan hormonas precursoras que pueden convertirse en testosterona y estrógenos . Una función reducida de la corteza suprarrenal conduce a una producción insuficiente de estas hormonas precursoras y, por lo tanto, puede afectar al equilibrio hormonal general. Una actividad excesiva de la corteza suprarrenal, como ocurre en ciertos trastornos hormonales, puede conducir a una producción excesiva de andrógenos, lo que a su vez puede contribuir a desequilibrios sexuales.

El eje hipotálamo -hipófisis-gonadal desempeña un papel clave en el control de la regulación hormonal. Los trastornos de este eje, que pueden estar causados por defectos genéticos, tumores, inflamaciones o factores externos, provocan cambios en la regulación hormonal de la sexualidad . Una liberación reducida de factores de control hormonal puede provocar tanto una hipofunción como una hiperfunción de los centros de producción hormonal posteriores y, por lo tanto, tener un impacto significativo en la experiencia sexual y el rendimiento sexual.

La ingesta exógena de hormonas sintéticas puede alterar la función sexual tanto terapéuticamente como efecto secundario no deseado. La sustitución a largo plazo de determinadas hormonas puede conducir a una supresión de la producción propia del organismo y contribuir así a la desregulación hormonal. La sensibilidad de los receptores hormonales puede verse alterada por el suministro de hormonas exógenas, lo que puede dar lugar a un aumento o disminución del efecto hormonal.

Los trastornos sexuales hormonales son trastornos complejos que vienen determinados tanto por la interacción de las hormonas sexuales con otros sistemas hormonales como por el efecto de estas hormonas sobre el sistema nervioso central. Las diferencias individuales en la sensibilidad hormonal, las predisposiciones genéticas y los factores ambientales contribuyen a una variabilidad considerable de los síntomas y de la respuesta a las intervenciones terapéuticas. Por ello, el uso selectivo de hormonas sintéticas en la terapia sexual requiere una aclaración diagnóstica precisa y una adaptación individualizada de la estrategia terapéutica para corregir los desequilibrios hormonales y mantener la función fisiológica del sistema endocrino.

3.2 Hipogonadismo en hombres y mujeres

La regulación hormonal de la función sexual requiere una función intacta de las gónadas , ya que éstas producen las hormonas sexuales primarias que son esenciales para el desarrollo, el mantenimiento y la regulación de la capacidad reproductiva y la salud sexual. Una función gonadal reducida conduce a una falta de hormonas sexuales y se denomina hipogonadismo . Este trastorno hormonal puede afectar tanto a hombres como a mujeres y puede tener efectos fisiológicos y psicológicos de gran alcance. Las causas son variadas e incluyen factores genéticos, enfermedades del sistema de control hormonal, factores ambientales y cambios relacionados con la edad. Las manifestaciones clínicas dependen de la causa subyacente, el momento de aparición y la gravedad de la deficiencia hormonal.

En los hombres, el hipogonadismo se manifiesta en una producción insuficiente de testosterona, que puede provocar disfunción sexual, disminución de la libido , disfunción eréctil y reducción de la producción de esperma. Durante el desarrollo embrionario, una deficiencia de testosterona puede dar lugar a un desarrollo incompleto o defectuoso de los genitales masculinos, mientras que una deficiencia hormonal durante la pubertad provoca un desarrollo retrasado o incompleto de los caracteres sexuales secundarios. En la edad adulta, una síntesis insuficiente de testosterona puede provocar una reducción de la masa muscular, un aumento de la masa grasa, una disminución de la densidad ósea y cambios psicológicos, que pueden manifestarse, entre otras cosas, en desgana, cambios de humor y estados de ánimo depresivos.

En las mujeres, el hipogonadismo se caracteriza por una síntesis reducida de estrógenos y progesterona . Durante la pubertad, la falta de estas hormonas puede provocar un retraso o la ausencia de desarrollo de los caracteres sexuales secundarios y trastornos del ciclo menstrual. En la edad adulta, la producción insuficiente de estas hormonas provoca alteraciones en la maduración de los óvulos, infertilidad, cambios en la libido , sequedad vaginal y disminución de la excitación sexual. Además, la falta de estrógenos puede provocar una reducción de la densidad ósea y un mayor riesgo de osteoporosis a largo plazo.

Las causas del hipogonadismo pueden dividirse en formas primarias y secundarias. El hipogonadismo primario está causado por una disfunción directa de las gónadas , que puede deberse a defectos genéticos, enfermedades inflamatorias, procesos autoinmunes o daños tóxicos. Los daños en las células de Leydig de los testículos o en las células de la granulosa de los ovarios provocan una reducción de la síntesis de las hormonas sexuales, que no pueden producirse de forma suficiente a pesar del control hormonal intacto por parte del hipotálamo y la hipófisis .

El hipogonadismo secundario está causado por una estimulación hormonal insuficiente de las gónadas debida a una disfunción del hipotálamo o de la hipófisis . Las enfermedades de estos centros de control de nivel superior pueden provocar una liberación reducida de los factores de control hormonal esenciales para la regulación de la función gonadal. Los tumores, la inflamación, las mutaciones genéticas o los daños traumáticos pueden provocar una alteración de la liberación de estas hormonas de control y, por tanto, dar lugar a una producción reducida de testosterona o estrógenos.

La disminución de la función gonadal relacionada con la edad es una forma natural de hipogonadismo que se produce tanto en hombres como en mujeres a lo largo de la vida. En las mujeres, la menopausia conlleva una reducción significativa de la producción de estrógenos, que se acompaña de cambios sistémicos en el metabolismo, la densidad ósea y la función sexual . En los hombres, se produce una disminución gradual de la producción de testosterona, que puede asociarse a una alteración de la composición corporal, una disminución de la libido y una reducción del rendimiento cognitivo.

El tratamiento terapéutico del hipogonadismo consiste en sustituir las hormonas sexuales ausentes por hormonas sintéticas que permitan restablecer el equilibrio hormonal. La administración de testosterona sintética , estrógenos o progesterona puede normalizar parcial o totalmente las funciones fisiológicas alteradas por el déficit hormonal. La elección de los preparados hormonales adecuados, así como la dosis y la duración de la terapia, dependen de la situación hormonal individual, de las causas subyacentes y de los efectos terapéuticos deseados.

La administración a largo plazo de hormonas sintéticas puede tener efectos tanto positivos como potencialmente perjudiciales sobre la propia regulación hormonal del organismo. Aunque la terapia de sustitución selectiva puede aliviar los síntomas del hipogonadismo, existe la posibilidad de que el suministro de hormonas exógenas inhiba aún más la producción propia del organismo. Los efectos de la sustitución hormonal a largo plazo varían en función de la sensibilidad individual de los mecanismos de control hormonal, así como de la posición genética y epigenética de partida.

El tratamiento del hipogonadismo requiere una aclaración diagnóstica precisa para identificar la causa subyacente de la disfunción hormonal y desarrollar una terapia personalizada. El uso selectivo de hormonas sintéticas puede favorecer la función fisiológica del sistema endocrino, pero requiere un seguimiento continuo para minimizar los efectos secundarios no deseados y garantizar el equilibrio hormonal a largo plazo.

3.3 Menopausia y andropausia : Cambios hormonales y consecuencias sexuales

Los cambios hormonales que se producen con la edad repercuten en la función sexual de hombres y mujeres. Mientras que la menopausia se caracteriza por un descenso brusco de las hormonas sexuales femeninas, el cambio hormonal en los hombres durante la andropausia es gradual. Ambos procesos están asociados a cambios fisiológicos, psicológicos y sexuales que pueden tener un impacto significativo en la calidad de vida y la experiencia sexual. El cambio hormonal en esta fase de la vida provoca reacciones adaptativas en diversos sistemas orgánicos y modifica el equilibrio de los mecanismos de control hormonal.

La menopausia marca el cese definitivo de la función ovárica y la disminución asociada de la producción de estrógenos y progesterona . Esta deficiencia hormonal provoca una serie de cambios que afectan a la salud sexual. La disminución de los niveles de estrógenos afecta al flujo sanguíneo de la región genital, a la lubricación de la vagina y a la sensibilidad de los receptores genitales . La mucosa vaginal se vuelve más fina, pierde elasticidad y se vuelve más susceptible a la irritación, lo que suele ir acompañado de dolor durante las relaciones sexuales y una menor excitación sexual. Al mismo tiempo, pueden producirse cambios de humor, estados de ánimo depresivos y una respuesta alterada al estrés, que tienen un efecto negativo sobre la libido . El cambio en el equilibrio hormonal también afecta a la regulación del sistema nervioso autónomo y puede provocar sofocos, sudoración y trastornos del sueño, que pueden reducir aún más el deseo sexual.

La andropausia se caracteriza por un descenso gradual de la producción de testosterona que se prolonga durante varias décadas. La disminución de la concentración de testosterona provoca cambios en la masa muscular, la distribución de la grasa, la densidad ósea y el metabolismo. La disminución de los niveles de testosterona afecta a la regulación de la libido , a la función eréctil espontánea y estimulada y a la intensidad del placer sexual. La reducción del efecto de la testosterona en el sistema nervioso central puede asociarse a una disminución de la motivación sexual, una reducción de la irritabilidad del sistema de recompensa y un cambio en la regulación emocional. Además de los efectos directos sobre la función sexual, pueden aparecer fatiga, irritabilidad y estados de ánimo depresivos, que afectan aún más a la experiencia sexual.

Los cambios hormonales de la menopausia y la andropausia no se limitan a las hormonas sexuales, sino que también afectan a otros circuitos de regulación hormonal. Las interacciones entre las hormonas sexuales, las hormonas del estrés y los neurotransmisores desempeñan un papel clave en la regulación de la experiencia sexual. La menor sensibilidad de los receptores hormonales , asociada al envejecimiento, modifica la forma en que se procesan las señales hormonales y puede reducir la capacidad del organismo para responder a los estímulos sexuales.

El suministro exógeno de hormonas sintéticas puede utilizarse específicamente en esta fase de la vida para compensar las deficiencias hormonales y mejorar la salud sexual. La sustitución de estrógenos en la mujer puede mejorar la lubricación vaginal , favorecer el flujo sanguíneo a la región genital y restablecer la sensibilidad a los estímulos sexuales. La administración de progesterona puede ayudar a estabilizar aún más el equilibrio hormonal y favorecer la regulación neurobiológica del estado de ánimo. En los hombres, el tratamiento específico con testosterona puede ayudar a aumentar la libido , mejorar la función eréctil y mantener el rendimiento físico.

El uso a largo plazo de hormonas sintéticas debe personalizarse, ya que la respuesta a la sustitución hormonal está influida por factores genéticos, metabólicos y epigenéticos. La sensibilidad de los receptores hormonales , la dinámica de los mecanismos de retroalimentación hormonal y el punto de partida hormonal individual determinan hasta qué punto las hormonas sintéticas pueden restablecer el equilibrio fisiológico.

Las interacciones entre los cambios hormonales y los factores psicológicos desempeñan un papel fundamental en la adaptación sexual durante la menopausia y la andropausia . La experiencia de los cambios hormonales no depende exclusivamente de la regulación bioquímica de las hormonas sexuales, sino también de factores sociales, emocionales y de pareja. La importancia de la sexualidad en esta fase de la vida se ve influida por las influencias culturales, las expectativas individuales y la calidad de la relación.

El uso terapéutico de hormonas sintéticas en la terapia sexual puede ayudar a reducir los efectos negativos de la menopausia y la andropausia y a mantener la salud sexual. El diagnóstico preciso, la personalización de la terapia hormonal y la consideración de los factores neurobiológicos y psicológicos que influyen son cruciales para el éxito a largo plazo de la terapia.

3.4 Disregulación hormonal en el síndrome de ovario poliquístico (PCOS)

El síndrome de ovario poliquístico es uno de los trastornos hormonales más frecuentes en las mujeres en edad reproductiva y se caracteriza por una compleja desregulación de los mecanismos de control hormonal. Las causas de este trastorno son multifactoriales e incluyen factores genéticos, epigenéticos y ambientales que conducen a una regulación deficiente de la función ovárica, la sensibilidad a la insulina y el equilibrio hormonal. Las manifestaciones clínicas de este trastorno son heterogéneas y afectan tanto a la capacidad reproductiva como al metabolismo y la regulación hormonal general.

Una anomalía hormonal central en el síndrome de ovario poliquístico es la alteración de la función del eje hipotálamo -hipófisis-gónada , que conduce a una secreción alterada de factores de control hormonal. La liberación pulsátil de las hormonas de control gonadotrópico suele acelerarse en las mujeres afectadas, lo que conduce a una estimulación excesiva de los ovarios. El desequilibrio resultante en la producción de hormonas ováricas se manifiesta en un aumento de la síntesis de hormonas sexuales masculinas, lo que perjudica el desarrollo normal de los folículos en los ovarios.

La producción excesiva de hormonas sexuales masculinas es una característica central de este trastorno y contribuye al desarrollo de numerosos síntomas. El aumento de la producción de andrógenos puede provocar una distribución alterada del vello corporal, acné y un aumento de la producción de sebo. El aumento de la concentración de hormonas sexuales masculinas también afecta a la maduración de los folículos, de modo que la ovulación se produce con menor frecuencia o no se produce en absoluto. Esta alteración de la función ovárica es una de las principales causas de la reducción de la fertilidad, que se produce en muchas mujeres afectadas.

La desregulación hormonal en el síndrome de ovario poliquístico está estrechamente vinculada a cambios metabólicos, en particular a la reducción de la sensibilidad a la insulina. El deterioro de la acción de la insulina contribuye al aumento de la producción de andrógenos en los ovarios y agrava así el desequilibrio hormonal. Las interacciones entre la regulación de la insulina y el control hormonal de los ovarios repercuten en toda la regulación endocrina y pueden favorecer el desarrollo de otros trastornos metabólicos.

La alteración del equilibrio hormonal también afecta a la función sexual y al bienestar general. Una producción excesiva de andrógenos puede provocar una alteración de la libido, una lubricación vaginal deficiente y una disminución de la excitación sexual. Al mismo tiempo, pueden aparecer síntomas psicológicos como cambios de humor, estados de ánimo depresivos y una mayor susceptibilidad al estrés, que tienen un efecto negativo sobre la función sexual. La desregulación hormonal también puede afectar a la imagen corporal y la autoestima, lo que puede repercutir aún más en la satisfacción sexual.

El tratamiento del síndrome de ovario poliquístico requiere una regulación específica del equilibrio hormonal para normalizar las funciones ováricas y minimizar los efectos negativos de la desregulación hormonal. El uso de hormonas sintéticas puede desempeñar un papel fundamental en este sentido al reducir la producción excesiva de andrógenos y estabilizar el ciclo menstrual. La administración de preparados hormonales específicos puede ayudar a restablecer el equilibrio hormonal y aliviar los síntomas de la enfermedad.

La regulación hormonal a largo plazo en el síndrome de ovario poliquístico requiere una terapia personalizada, ya que los mecanismos de retroalimentación hormonal y las interacciones metabólicas están influidos por factores genéticos y epigenéticos. La combinación de enfoques terapéuticos hormonales y metabólicos puede ayudar a reducir los efectos negativos de la desregulación hormonal y lograr una mejora de la salud sexual y el bienestar general.

La compleja interacción entre factores hormonales, metabólicos y neurobiológicos hace necesario un seguimiento continuo de los efectos a largo plazo del síndrome de ovario poliquístico y la personalización de las estrategias terapéuticas. El uso selectivo de hormonas sintéticas ofrece la oportunidad de regular los desequilibrios hormonales y mejorar de forma sostenible la salud sexual y la calidad de vida en general.

3.5 Efectos de la hiperprolactinemia sobre la libido y la función sexual.

La función sexual está regulada por una compleja interacción de varias hormonas que influyen en la libido , la excitación sexual y el equilibrio hormonal a través de mecanismos centrales y periféricos. La prolactina es una hormona que se produce principalmente en la hipófisis y desempeña un papel central en la regulación de la lactancia y en la modulación de diversas funciones neuroendocrinas. Además de su importancia para la producción de leche después del parto, la prolactina también tiene un efecto directo sobre la función sexual y el equilibrio hormonal general. Una producción excesiva de esta hormona conduce a la hiperprolactinemia , que puede tener consecuencias de gran alcance para la libido, la excitabilidad sexual y la regulación hormonal del eje reproductor.

La liberación de prolactina está regulada por diversos mecanismos neuroendocrinos. La inhibición dopaminérgica procedente del hipotálamo desempeña un papel central al controlar la producción de prolactina en la hipófisis . Una alteración de esta señal inhibidora o una sobreproducción directa de la hormona pueden provocar un aumento de la concentración de prolactina en la sangre. Las causas de la hiperprolactinemia son variadas y van desde trastornos funcionales de la hipófisis hasta influencias farmacológicas y lesiones estructurales en los centros de control hormonal del cerebro.

Los efectos de un aumento de la concentración de prolactina sobre la función sexual se deben a una compleja interacción con otros circuitos de regulación hormonal. La producción excesiva de prolactina inhibe la función del eje hipotálamo -hipófisis-gonadal al reducir la liberación de importantes factores de control hormonal. La menor liberación de estas hormonas de control conduce a una menor producción de testosterona en los hombres y de estrógenos y progesterona en las mujeres, lo que provoca una desregulación hormonal que afecta directamente a la función sexual.

En los hombres, la desregulación hormonal causada por la hiperprolactinemia conduce a una reducción de la producción de testosterona, lo que se asocia con una disminución de la libido , un deterioro de la función eréctil y una reducción de la excitación sexual. Los efectos neuroendocrinos de la prolactina también influyen en la señalización dopaminérgica en el sistema de recompensa, lo que puede conducir a una reducción de la motivación sexual. La hiperprolactinemia crónica también puede provocar un cambio en la composición corporal, una reducción de la masa muscular y un aumento de la fatiga, lo que puede repercutir aún más en la experiencia sexual.

En las mujeres, la producción excesiva de prolactina puede provocar una alteración del ciclo menstrual, una reducción de la producción de estrógenos y una disminución de la lubricación vaginal . La desregulación hormonal puede afectar a la sensibilidad de los receptores genitales y provocar una reducción de la excitación sexual y una percepción alterada de los estímulos sexuales. El efecto neurobiológico de la prolactina sobre el sistema dopaminérgico también puede contribuir a reducir la motivación sexual y la sensación de placer.

Las causas de la hiperprolactinemia son variadas y pueden deberse a factores fisiológicos, patológicos o farmacológicos. Un aumento temporal de los niveles de prolactina puede deberse al estrés, a la falta de sueño o a una actividad física intensa y, por lo general, no provoca ningún trastorno de la función sexual a largo plazo. En cambio, la hiperprolactinemia persistente puede deberse a un trastorno de la hipófisis , que puede ser funcional o estructural. Los tumores de la hipófisis, en particular los prolactinomas , provocan un aumento de la producción de prolactina y pueden causar una desregulación hormonal pronunciada.

La influencia farmacológica sobre los niveles de prolactina es otra causa relevante de hiperprolactinemia . Ciertos medicamentos, especialmente los que influyen en el sistema dopaminérgico, pueden provocar un aumento de la secreción de prolactina y alterar así el equilibrio hormonal. El uso prolongado de fármacos que afectan al sistema de inhibición dopaminérgica de la hipófisis puede inducir una hiperprolactinemia crónica y, por tanto, provocar una alteración permanente de la función sexual.

El tratamiento de la hiperprolactinemia y sus efectos sobre la función sexual requiere una aclaración diagnóstica precisa para identificar la causa subyacente y proporcionar un tratamiento específico. La regulación farmacológica de los niveles de prolactina mediante agentes dopaminérgicos puede ayudar a restablecer el equilibrio hormonal y aliviar los síntomas sexuales. En los casos en los que una lesión estructural de la hipófisis es la causa de la hiperprolactinemia, pueden ser necesarias medidas quirúrgicas o intervencionistas.

Los efectos a largo plazo de la hiperprolactinemia sobre la función sexual dependen del estado hormonal del individuo, de la duración de la desregulación hormonal y de la sensibilidad de los receptores hormonales. Las interacciones entre la prolactina, las hormonas sexuales y las vías de señalización neurobiológica requieren una estrategia terapéutica individualizada para optimizar el equilibrio hormonal y mantener la salud sexual.

3.6 Trastornos hormonales en enfermedades endocrinológicas (por ejemplo, diabetes, disfunción tiroidea).

La regulación de la función sexual está estrechamente vinculada al funcionamiento del sistema endocrino, ya que las hormonas sexuales interactúan de forma compleja con otros circuitos de regulación hormonal. Las enfermedades del sistema endocrino pueden afectar al equilibrio hormonal y alterar la producción, secreción y efecto de las hormonas sexuales. Estos trastornos pueden deberse tanto a una desregulación directa de la síntesis hormonal como a una alteración de la sensibilidad de los receptores hormonales. Estos efectos son especialmente pronunciados en las enfermedades que afectan al metabolismo, a la función tiroidea o a la función de las glándulas suprarrenales.

Diabetes mellitus es una de las enfermedades endocrinas más comunes, que se asocia a importantes cambios hormonales y metabólicos. El deterioro de la acción de la insulina no sólo afecta al metabolismo de la glucosa, sino que también tiene efectos de gran alcance sobre la función de las hormonas sexuales. La hiperglucemia crónica provoca cambios en la salud vascular y nerviosa, que pueden repercutir negativamente en la función sexual. Los hombres que padecen este trastorno suelen mostrar una producción reducida de testosterona, lo que se asocia a una reducción de la libido, a un deterioro de la función eréctil y a una alteración de la regulación de la motivación sexual. Las mujeres con este trastorno metabólico pueden desarrollar una alteración de la producción de estrógenos, trastornos del ciclo menstrual y una reducción de la lubricación vaginal, lo que puede conducir a un deterioro de la experiencia sexual. Los efectos neurobiológicos del deterioro de la regulación de la insulina también son importantes, ya que la insulina desempeña un papel central en la modulación de la señalización dopaminérgica en el sistema de recompensa. Los cambios en esta regulación pueden dar lugar a una reducción de la motivación sexual y a un procesamiento alterado de los estímulos sexuales.

Las enfermedades de la glándula tiroides también se encuentran entre los trastornos endocrinos más comunes y pueden tener un impacto significativo en la función sexual. Una producción insuficiente de hormonas tiroideas conduce a una ralentización del metabolismo, que puede asociarse a una reducción de la libido, a una menor excitabilidad sexual y a un deterioro de la regulación hormonal del eje reproductor. La reducción de la sensibilidad de los tejidos a las señales hormonales puede dar lugar a un deterioro de la regulación de las hormonas sexuales, que puede manifestarse tanto en una reducción de la producción de testosterona en los hombres como en trastornos del ciclo menstrual en las mujeres. Por otra parte, la producción excesiva de hormonas tiroideas conduce a un aumento de la actividad metabólica, que puede ir acompañado de un aumento de la excitación sexual y un cambio en los sistemas de retroalimentación hormonal. Los efectos neurobiológicos del deterioro de la función tiroidea también afectan a la regulación del estado de ánimo, que se ve influida por cambios en la actividad de las vías de señalización serotoninérgica y dopaminérgica.

Las enfermedades de las glándulas suprarrenales también pueden causar una desregulación hormonal que afecte a la función sexual. Las glándulas suprarrenales participan en la síntesis de importantes hormonas precursoras que pueden convertirse en hormonas sexuales. Una función reducida de la corteza suprarrenal puede provocar una reducción de la producción de estas hormonas precursoras y alterar así el equilibrio de las hormonas sexuales. Por otra parte, una actividad excesiva de la corteza suprarrenal puede dar lugar a una producción excesiva de hormonas sexuales masculinas, lo que en las mujeres puede provocar un cambio en el equilibrio hormonal, un aumento del vello corporal y una reducción de las características sexuales femeninas.

Las interacciones entre estos trastornos endocrinos y la regulación hormonal de la función sexual son complejas y varían en función de factores genéticos, epigenéticos y ambientales. Los desequilibrios hormonales causados por estas enfermedades requieren una estrategia terapéutica específica que tenga en cuenta tanto el trastorno endocrino subyacente como la regulación hormonal de la función sexual.

El uso de hormonas sintéticas puede desempeñar un papel fundamental al estabilizar el equilibrio hormonal y reducir los efectos negativos de los trastornos endocrinos sobre la función sexual. La sustitución selectiva de testosterona , estrógenos u otras hormonas sexuales puede ayudar a mejorar la salud sexual y compensar las deficiencias hormonales. Sin embargo, la sensibilidad individual a las terapias hormonales varía considerablemente y depende del trastorno endocrino específico y del estado hormonal del individuo.

El seguimiento a largo plazo de la regulación hormonal en los trastornos endocrinos es importante para lograr un equilibrio óptimo entre la salud metabólica y sexual. Una aclaración diagnóstica precisa y el uso selectivo de hormonas sintéticas pueden ayudar a corregir los desequilibrios hormonales y mejorar la salud sexual y el bienestar general.

4. Hormonas sintéticas: desarrollo, mecanismos de acción y ámbitos de aplicación

4.1 Definición y desarrollo de las hormonas sintéticas

El desarrollo de hormonas sintéticas representa un avance significativo en medicina, ya que permiten la regulación selectiva de procesos hormonales y se utilizan en diversas áreas terapéuticas. La síntesis y aplicación de estas sustancias se basa en un conocimiento detallado de la regulación hormonal fisiológica y de los mecanismos moleculares que median el efecto de las hormonas en los tejidos diana. La posibilidad de modular específicamente los procesos hormonales mediante sustancias exógenas abre perspectivas de gran alcance para el tratamiento de enfermedades hormonales y para influir de forma selectiva en las funciones biológicas.

El desarrollo de hormonas sintéticas se basa en la investigación de la estructura química y el efecto biológico de las hormonas endógenas. Los avances en la síntesis química han permitido producir sustancias hormonales idénticas a las hormonas naturales o modificadas específicamente para conseguir propiedades farmacológicas concretas. Las primeras hormonas sintéticas se obtuvieron por extracción y modificación de sustancias biológicas, mientras que los procesos modernos se basan en la síntesis química o la ingeniería genética. Estos avances han permitido desarrollar preparados hormonales que permiten un control más preciso de los niveles hormonales al tiempo que minimizan los efectos secundarios indeseables .

Los mecanismos de acción de las hormonas sintéticas se basan en la interacción con receptores específicos en las células diana, mediante los cuales se activan o inhiben vías de señalización intracelular. Estos procesos controlan la expresión génica, la síntesis de proteínas específicas y la modulación de las funciones celulares. El efecto de las hormonas sintéticas depende de varios factores, como la afinidad de unión al receptor, la estabilidad de la sustancia en el organismo y la capacidad de influir en los mecanismos fisiológicos de retroalimentación. Mientras que algunas hormonas sintéticas tienen un efecto idéntico al de sus homólogas naturales, otras han sido modificadas para tener una vida media más larga o para activar específicamente determinados subtipos de receptores.

Los campos de aplicación de las hormonas sintéticas son diversos e incluyen el tratamiento de las deficiencias hormonales, la regulación de los procesos endocrinos y la influencia selectiva de las funciones biológicas con fines terapéuticos. Las hormonas sintéticas desempeñan un papel central en la terapia sexual , ya que pueden restablecer el equilibrio hormonal y mejorar la función sexual. La terapia de sustitución con hormonas sexuales sintéticas se utiliza en particular para los desequilibrios hormonales causados por enfermedades endocrinas, cambios hormonales relacionados con la edad o trastornos genéticos.

El desarrollo ulterior de las hormonas sintéticas tiene por objeto optimizar aún más las propiedades farmacológicas de estas sustancias para permitir una regulación selectiva de los procesos hormonales con pocos efectos secundarios. Los avances en biología molecular y farmacología abren nuevas posibilidades para el desarrollo de agentes hormonales que permitan un control más preciso de las vías de señalización hormonal y respalden el tratamiento individualizado de los trastornos hormonales.

4.2 Diferencias entre hormonas bioidénticas y sintéticas

La regulación hormonal del cuerpo humano tiene lugar mediante complejos mecanismos de control que requieren un equilibrio preciso entre la síntesis, la liberación y el efecto de las hormonas. En la práctica médica, tanto las hormonas bioidénticas como las sintéticas se utilizan para compensar deficiencias hormonales y modular funciones fisiológicas específicas de forma selectiva. Las diferencias entre estas dos categorías se basan en su estructura química, su efecto farmacológico y su interacción con los circuitos naturales de control hormonal.

Hormonas bioidénticas son químicamente idénticas a las hormonas del propio organismo y se basan en una estructura molecular que se corresponde exactamente con la sustancia producida de forma endógena. A menudo se sintetizan a partir de esteroides vegetales y se modifican para que se asemejen a las hormonas humanas en su estructura y función. Esta identidad permite una unión natural a los receptores hormonales y una interacción en gran medida fisiológica con los mecanismos de control hormonal. La tasa de degradación biológica y los procesos metabólicos a los que se someten estas hormonas son comparables a los de las hormonas propias del organismo, lo que garantiza un alto grado de compatibilidad con los ciclos hormonales naturales.

Las hormonas sintéticas, por su parte, son sustancias modificadas químicamente que, o bien tienen una estructura molecular modificada, o bien se han producido de forma totalmente artificial. Estas modificaciones sirven para optimizar determinadas propiedades farmacológicas, como una semivida prolongada, una mayor unión a los receptores o la activación específica de determinadas vías de señalización. Debido a los cambios estructurales, las hormonas sintéticas pueden interactuar de forma diferente con los receptores hormonales , lo que puede dar lugar a efectos biológicos diferentes en comparación con las hormonas naturales. Algunas hormonas sintéticas se unen a sus receptores diana con mayor afinidad, mientras que otras se metabolizan más lentamente debido a su estructura alterada y, por tanto, tienen una mayor duración de acción.

En muchos casos, el efecto de las hormonas bioidénticas se corresponde con la función fisiológica de las hormonas propias del organismo, ya que encajan en los mecanismos de retroalimentación hormonal existentes. Están sujetas a los mismos procesos reguladores que las hormonas endógenas y se metabolizan de forma similar por las enzimas y los mecanismos de transporte implicados. En cambio, las hormonas sintéticas pueden tener un efecto diferenciado o potenciado debido a su modificación química, que difiere de la regulación hormonal natural. En algunos casos, estas modificaciones conducen a una activación más selectiva de vías de señalización específicas, que pueden utilizarse terapéuticamente para conseguir efectos específicos.

Otra diferencia significativa radica en la tolerancia individual y los posibles efectos secundarios . Las hormonas bioidénticas suelen ser bien toleradas por el organismo, ya que son estructuralmente indistinguibles de las hormonas propias del cuerpo. Tienen una gran especificidad de unión a los receptores y se descomponen eficazmente en los procesos metabólicos naturales. Las hormonas sintéticas, en cambio, pueden presentar una interacción modificada con los receptores diana o las proteínas transportadoras debido a su estructura modificada, lo que puede dar lugar a reacciones individualmente diferentes. Las propiedades farmacocinéticas de las hormonas sintéticas, en particular su estabilidad y metabolización, pueden conducir a un efecto más fuerte o prolongado en comparación con las hormonas naturales.

El uso de hormonas bioidénticas y sintéticas en la terapia sexual requiere una cuidadosa consideración de las respectivas propiedades farmacológicas, así como un análisis preciso de la situación hormonal individual. Mientras que las hormonas bioidénticas suelen considerarse una alternativa natural para restablecer el equilibrio hormonal, las hormonas sintéticas ofrecen opciones terapéuticas ampliadas para la modulación selectiva de procesos hormonales específicos.

La investigación sobre el desarrollo de nuevas sustancias hormonales se centra cada vez más en la optimización de las hormonas sintéticas para combinar las ventajas del control selectivo de las vías de señalización hormonal con una mejor tolerabilidad. Los avances en biología molecular y la modificación farmacológica de las sustancias hormonales abren nuevas perspectivas para la terapia hormonal personalizada, que puede incluir tanto sustancias bioidénticas como sintéticas.

4.3 Farmacocinética y modo de acción de las hormonas sintéticas

Las propiedades farmacocinéticas de las hormonas sintéticas determinan su absorción, distribución, metabolización y excreción en el organismo e influyen significativamente en su eficacia terapéutica . La estructura química de las hormonas sintéticas se ha modificado deliberadamente para conseguir propiedades farmacológicas específicas que permitan una regulación controlada y eficaz de los procesos hormonales. La absorción y disponibilidad de estas sustancias en el organismo depende de diversos factores, como la forma de administración, la unión a proteínas transportadoras en la sangre y la conversión enzimática en metabolitos activos o inactivos.

La absorción de las hormonas sintéticas tiene lugar por diferentes vías en función de la forma de dosificación . Los preparados orales pasan inicialmente por el hígado, donde sufren una transformación metabólica que influye en su biodisponibilidad. Las aplicaciones transdérmicas o parenterales eluden esta vía metabólica y permiten la absorción directa en la circulación sistémica, lo que puede dar lugar a una concentración plasmática más estable y a una mayor duración de la acción. La elección de la forma de aplicación influye significativamente en la cinética de las hormonas y puede utilizarse específicamente para controlar los niveles hormonales.

Tras su absorción en el torrente sanguíneo, las hormonas sintéticas se distribuyen a través de proteínas transportadoras específicas que regulan su disponibilidad para los tejidos diana. La unión a las proteínas transportadoras influye en la semivida de las hormonas y modifica su efecto al determinar la porción libre biológicamente activa de la sustancia. Las modificaciones sintéticas de la estructura hormonal pueden cambiar la unión a las proteínas transportadoras y controlar así el tiempo de permanencia de las hormonas en la sangre y su interacción con las células diana.

La metabolización de las hormonas sintéticas tiene lugar principalmente en el hígado y está sujeta a modificaciones enzimáticas, que conducen a la activación o inactivación de la sustancia. Algunas hormonas de síntesis se diseñan como profármacos y deben convertirse primero en su forma activa mediante procesos enzimáticos antes de desarrollar su efecto biológico. La estabilidad metabólica de las hormonas de síntesis varía en función de su estructura química: algunas sustancias tienen una duración de acción prolongada, mientras que otras se metabolizan y excretan rápidamente. La excreción se produce principalmente por vía renal o biliar, aunque la degradación de las hormonas de síntesis puede verse influida por diferencias individuales en la actividad enzimática.

El efecto de las hormonas sintéticas está mediado por su interacción con receptores específicos , situados en la membrana celular o en el interior de la célula. Tras unirse a sus respectivos receptores, estas hormonas inducen una cascada de señalización que conduce a la activación o inhibición de determinados genes y procesos celulares. La afinidad de las hormonas sintéticas con sus receptores varía en función de su estructura química, lo que permite modular vías de señalización hormonal específicas.

Algunas hormonas sintéticas se han desarrollado de forma que se unen selectivamente a determinados subtipos de receptores y tienen así un efecto diferenciado. Este control selectivo de la acción hormonal permite maximizar los efectos terapéuticos y minimizar los efectos secundarios . La unión al receptor de las hormonas sintéticas también puede optimizarse mediante modificaciones estructurales para aumentar la sensibilidad de las células diana a la hormona o influir en la duración de la activación del receptor.

Las propiedades farmacocinéticas y farmacodinámicas de las hormonas sintéticas son cruciales para su uso en la terapia sexual , ya que influyen en el equilibrio hormonal y pueden utilizarse específicamente para regular las funciones sexuales. El desarrollo de las hormonas sintéticas se centra cada vez más en la optimización de la unión a los receptores, la prolongación de la duración de la acción y la reducción de los efectos secundarios con el fin de permitir una terapia hormonal adaptada individualmente y más precisa.

4.4 Opciones de aplicación y formas de dosificación (inyecciones, aplicaciones transdérmicas, preparaciones orales).

El uso terapéutico de hormonas sintéticas requiere un control preciso de los niveles hormonales, que puede lograrse utilizando diversas formas de dosificación. La elección de la forma de aplicación adecuada depende de las propiedades farmacocinéticas, del punto de partida hormonal individual y de los objetivos terapéuticos. Las distintas formas de dosificación influyen en la absorción, el procesamiento metabólico y la disponibilidad biológica de las hormonas, lo que permite controlar su duración de acción y su eficacia.

La inyección de hormonas sintéticas permite su absorción directa en el torrente sanguíneo y su liberación controlada durante un periodo de tiempo definido. Esta forma de aplicación se utiliza principalmente para hormonas con una semivida más larga y destinadas a tener un efecto continuo. La inyección intramuscular conduce a una liberación gradual de la hormona desde el depósito en el tejido muscular, lo que permite alcanzar niveles hormonales estables durante varios días o semanas. Las inyecciones subcutáneas permiten que la hormona se absorba de forma más lenta y uniforme, lo que hace posible controlar los niveles hormonales de forma selectiva. La dosis y el intervalo entre inyecciones se ajustan individualmente para garantizar una regulación hormonal óptima y minimizar las fluctuaciones de la concentración de hormonas en la sangre.

La aplicación transdérmica de hormonas sintéticas tiene lugar a través de la piel y permite una liberación continua de la sustancia hormonal. La absorción a través de la piel se produce por difusión pasiva, en la que influyen la lipofilia de la sustancia y la textura de la piel. Esta forma de aplicación se utiliza a menudo para evitar las fluctuaciones naturales de la concentración hormonal y permitir una absorción uniforme durante un periodo de tiempo más largo. La administración transdérmica de hormonas sintéticas adopta la forma de geles, cremas o emplastos que transportan la hormona a la circulación sistémica a través de la piel. Este método evita el procesamiento metabólico en el hígado, que puede reducir la biodisponibilidad de los preparados orales.

La administración oral de hormonas sintéticas es una forma de administración ampliamente utilizada que permite una dosificación sencilla y flexible . La absorción tiene lugar en el tracto gastrointestinal y está sujeta al primer paso por el hígado, donde la hormona se modifica metabólicamente antes de entrar en la circulación sistémica. Las propiedades farmacocinéticas de los preparados orales dependen de la estructura química de la sustancia hormonal, así como de factores individuales que influyen en la absorción y metabolización. La biodisponibilidad de las hormonas orales varía en función de la capacidad metabólica del hígado, lo que puede dar lugar a diferencias individuales en el efecto hormonal.

La elección de la forma de dosificación óptima de hormonas sintéticas se basa en un análisis preciso de los efectos terapéuticos deseados, la regulación hormonal individual y las preferencias del paciente. Los distintos métodos de aplicación permiten un control específico de los niveles hormonales y contribuyen a la personalización de la terapia. Los avances de la tecnología farmacéutica permiten desarrollar nuevas formas de dosificación que garantizan un control más preciso de las hormonas en el organismo y mejoran aún más la eficacia terapéutica de las hormonas sintéticas.

5. Uso terapéutico de hormonas sintéticas para trastornos sexuales

5.1 Terapia con testosterona

5.1.1 Indicaciones para hombres

El uso de preparados sintéticos de testosterona es una opción terapéutica importante para los hombres que sufren una desregulación hormonal de la función sexual (hipogonadismo, disfunción eréctil, pérdida de libido). La regulación de la función sexual masculina depende en gran medida de la concentración y disponibilidad biológica de esta hormona, que desempeña un papel central en el control de la libido, la función eréctil y el bienestar psicológico. Una producción insuficiente de testosterona puede repercutir en el bienestar general, el rendimiento físico y la salud sexual, razón por la cual la sustitución hormonal selectiva puede ser una estrategia terapéutica eficaz.

Las indicaciones de la terapia con testosterona incluyen diversos trastornos de la regulación hormonal que se asocian a un déficit de testosterona y a las limitaciones funcionales asociadas. Una de las indicaciones más frecuentes es el hipogonadismo, un trastorno caracterizado por una producción insuficiente de testosterona en los testículos o una estimulación reducida de la liberación de la hormona por parte de los centros de control de nivel superior del cerebro. Esta disfunción hormonal puede ser congénita o adquirida y provoca diversos síntomas, que van desde una disminución de la libido y una excitación sexual limitada hasta una reducción de la masa muscular y un cambio en la composición corporal . La terapia con testosterona tiene como objetivo situar los niveles de testosterona en el rango fisiológico y aliviar los síntomas asociados.

Otra aplicación terapéutica de la terapia con testosterona es en el tratamiento de la disfunción eréctil, en particular en los casos en que la alteración de la función eréctil está asociada a un desequilibrio hormonal. La testosterona desempeña un papel central en la regulación de los mecanismos vasculares y neuronales implicados en el desarrollo y mantenimiento de una erección. Unos niveles insuficientes de testosterona pueden alterar la función de las células endoteliales, la liberación de óxido nítrico y la sensibilidad de los receptores del pene, lo que se traduce en una reducción de la función eréctil. La sustitución hormonal específica puede mejorar la excitación sexual, promover el flujo sanguíneo a la zona genital y restaurar la capacidad de respuesta a los estímulos sexuales.

Otro importante campo de aplicación de la terapia con testosterona es la pérdida de libido, que se asocia a una estimulación hormonal insuficiente de los mecanismos de control nervioso central. La testosterona modula las vías de señalización dopaminérgica en el cerebro, que son esenciales para la motivación, el deseo y la percepción de los estímulos sexuales. Un nivel reducido de testosterona puede provocar una disminución de los pensamientos sexuales, una menor disposición a la actividad sexual y una menor capacidad de respuesta a los estímulos sexuales. La terapia con testosterona puede ayudar a aumentar la motivación sexual, mejorar la sensibilidad a los estímulos sexuales y aumentar la satisfacción sexual general.

El tratamiento con testosterona se personaliza para garantizar un equilibrio óptimo entre la eficacia terapéutica y la regulación fisiológica. La elección de la forma de dosificación depende de varios factores, como la rapidez deseada de inicio de la acción, la preferencia del paciente y las propiedades farmacocinéticas de los respectivos preparados de testosterona. La monitorización continua de los niveles hormonales es esencial para mantener el equilibrio hormonal y minimizar los posibles efectos secundarios .

El uso a largo plazo de testosterona sintética requiere una cuidadosa consideración de los beneficios y los riesgos, ya que una sustitución excesiva o incontrolada puede influir en los mecanismos fisiológicos de retroalimentación y provocar una supresión de la producción de testosterona propia del organismo. Por ello, la terapia hormonal se regula teniendo en cuenta los valores hormonales basales individuales, las predisposiciones genéticas y los factores metabólicos, con el fin de lograr una mejora sostenible de la función sexual.

5.1.2 Indicaciones para las mujeres

La regulación hormonal de la sexualidad femenina está sujeta a cambios naturales a lo largo de la vida, en los que influyen procesos fisiológicos como la menopausia. Con la disminución de la función ovárica, la producción de estrógenos y progesterona disminuye significativamente, lo que provoca cambios en el equilibrio hormonal. Además de los efectos primarios sobre el ciclo menstrual y la capacidad reproductiva, el cambio hormonal también influye en la libido, la excitación sexual y el deseo sexual. Los cambios posmenopáusicos de la libido son una consecuencia común de esta desregulación hormonal y pueden ir acompañados de una reducción de la motivación sexual, una menor sensibilidad a los estímulos sexuales y una percepción alterada del placer.

El papel de la testosterona en la función sexual femenina se reconoce cada vez más como terapéuticamente relevante, ya que tiene una función central en la modulación de la libido y la excitación sexual. Aunque la testosterona se produce en cantidades significativamente menores en las mujeres que en los hombres, contribuye de forma significativa a la regulación de la motivación sexual y el deseo sexual. Por lo tanto, un descenso natural de la producción de testosterona durante la menopausia puede conducir a una disminución gradual de la libido, que puede manifestarse en una menor actividad sexual, una disminución de las fantasías sexuales y una menor capacidad de respuesta a los estímulos sexuales.

El uso de testosterona sintética para el tratamiento de las alteraciones posmenopáusicas de la libido se basa en la constatación de que un nivel equilibrado de testosterona es un requisito previo crucial para la salud y el bienestar sexuales. La sustitución con testosterona sintética puede optimizar el procesamiento nervioso central de los estímulos sexuales al aumentar la actividad de las vías de señalización dopaminérgica en el cerebro, que son esenciales para el placer y la motivación sexual. La mayor disponibilidad de testosterona también puede mejorar la sensibilidad de los receptores genitales y favorecer el flujo sanguíneo vaginal, lo que puede tener un efecto positivo sobre la excitación sexual y la experiencia sexual en general.

Otro aspecto clave de los cambios posmenopáusicos de la libido es la interacción entre la testosterona y los estrógenos, que contribuyen conjuntamente a la regulación de la función sexual. Mientras que la reducción de estrógenos en la menopausia se asocia a sequedad vaginal, disminución del flujo sanguíneo genital y alteración de la sensibilidad tisular, la administración adicional de testosterona puede tener efectos sinérgicos al potenciar el efecto de los estrógenos restantes y crear un equilibrio hormonal más estable.

La terapia con testosterona sintética para el tratamiento de los cambios posmenopáusicos de la libido requiere un ajuste cuidadoso de la dosis , ya que la sensibilidad hormonal es significativamente más pronunciada en las mujeres que en los hombres. Una sobredosis puede provocar efectos indeseables como un cambio en el vello corporal, una modulación del estado de ánimo o un cambio en la distribución de la grasa y los músculos. Por lo tanto, es esencial realizar un seguimiento preciso de los niveles hormonales para restablecer el equilibrio hormonal y minimizar los efectos secundarios no deseados .

La eficacia de la terapia con testosterona en mujeres posmenopáusicas depende de diversos factores, entre ellos el estado hormonal basal individual, las predisposiciones genéticas y los procesos metabólicos que influyen en la conversión y disponibilidad de la hormona en el organismo. El uso terapéutico de hormonas sintéticas en este ámbito requiere un diagnóstico preciso y un seguimiento continuo del tratamiento para conseguir los efectos deseados sobre la libido manteniendo al mismo tiempo un equilibrio fisiológico de la regulación hormonal.

El uso específico de preparados de testosterona sintética ofrece una opción prometedora para tratar los cambios de la libido inducidos hormonalmente en la fase posmenopáusica de la vida. Una terapia personalizada puede lograr una mejora duradera de la salud sexual, teniendo en cuenta tanto los aspectos físicos como neurobiológicos de la sexualidad femenina . El aumento de la investigación científica sobre el papel de la testosterona en la función sexual femenina abre nuevas perspectivas para una terapia hormonal diferenciada y específica que pueda mejorar el bienestar sexual y la calidad de vida en la posmenopausia.

5.1.3 Posología , eficacia , efectos secundarios

Naturalmente, el uso terapéutico de hormonas sintéticas requiere un ajuste preciso de la dosis para lograr una eficacia óptima y, al mismo tiempo, minimizar los efectos secundarios indeseables . La regulación hormonal en el organismo está sujeta a complejos mecanismos de retroalimentación que requieren un control muy preciso de los niveles hormonales. La dosificación de las hormonas sintéticas depende de varios factores, como la situación hormonal individual, las propiedades farmacocinéticas de la sustancia respectiva y los objetivos específicos de la terapia. Una dosis demasiado baja puede provocar un efecto terapéutico inadecuado, mientras que una ingesta excesiva puede alterar el equilibrio fisiológico de los circuitos de control hormonal y causar efectos indeseables.

La dosis óptima se determina analizando exhaustivamente los valores hormonales de referencia y controlando continuamente los efectos terapéuticos. La sensibilidad individual a las hormonas sintéticas varía considerablemente y está influida por factores genéticos, la edad, el metabolismo y la afinidad del receptor de la sustancia respectiva. La dosis suele ajustarse gradualmente para permitir un restablecimiento paulatino del equilibrio hormonal y evitar fluctuaciones extremas de las concentraciones hormonales.

La eficacia de las hormonas sintéticas depende de su capacidad para desencadenar los efectos fisiológicos y terapéuticos deseados sin influir excesivamente en la regulación hormonal natural. La concentración biodisponible de la hormona en la sangre y su unión a receptores específicos determinan la eficacia del tratamiento. Algunas hormonas sintéticas tienen una semivida más larga que sus homólogas naturales, lo que les permite tener un efecto más estable. Otras han sido modificadas específicamente para que activen o inhiban de forma selectiva receptores específicos con el fin de lograr efectos terapéuticos específicos.

La eficacia de la terapia hormonal se controla mediante revisiones periódicas, que permiten ajustar la dosis y garantizar la estabilización a largo plazo de la función hormonal. Las diferencias individuales en la respuesta a las hormonas sintéticas requieren una adaptación flexible de la terapia para garantizar un equilibrio óptimo entre el beneficio terapéutico y la tolerancia fisiológica.

El uso de hormonas sintéticas puede asociarse a diversos efectos secundarios que dependen tanto de la estructura química de la sustancia como de la respuesta individual del organismo a la modulación hormonal. Un suministro excesivo o a largo plazo de hormonas sintéticas puede provocar una supresión de la producción hormonal propia del organismo, ya que los mecanismos fisiológicos de retroalimentación reaccionan al aumento del suministro externo. Este efecto puede conducir a una deficiencia hormonal temporal, especialmente tras la interrupción de la terapia, que puede manifestarse en una disminución de la excitación sexual, una reducción de la libido o una alteración de la regulación emocional.

Otros posibles efectos secundarios de las hormonas sintéticas dependen de la sustancia específica y de su efecto sobre diversos sistemas orgánicos. En los hombres, un aumento del efecto de los andrógenos puede provocar un cambio en la composición corporal, una mayor producción de sebo o un cambio en el estado de ánimo. En las mujeres, los estrógenos sintéticos y los progestágenos pueden modular el metabolismo de las grasas, alterar la lubricación vaginal o influir en la tensión arterial. Los efectos a largo plazo de las hormonas sintéticas sobre el metabolismo, la densidad ósea y el sistema cardiovascular requieren una investigación científica continua para minimizar aún más los posibles riesgos y efectos secundarios.

La selección de la dosis adecuada y el control de la eficacia y la tolerabilidad de las hormonas sintéticas son factores decisivos para el éxito a largo plazo de la terapia. El desarrollo de nuevos preparados hormonales que permitan un control más preciso de la activación de los receptores y presenten una estabilidad metabólica mejorada ofrece perspectivas prometedoras para una terapia hormonal optimizada en medicina sexual.

5.2 Terapia con estrógenos y progestágenos

El uso de estrógenos sintéticos y progestágenos desempeña un papel central en la regulación hormonal de la función sexual femenina y se utiliza tanto para el tratamiento de desequilibrios hormonales como para la modulación selectiva de procesos dependientes de hormonas. El efecto fisiológico de estas hormonas se extiende a numerosos tejidos y, además de la función reproductora, también influye en el sistema cardiovascular, el metabolismo óseo, el sistema nervioso central y el bienestar psicológico general. La sustitución hormonal selectiva puede ayudar a compensar deficiencias hormonales, mejorar la excitación sexual y mantener el equilibrio hormonal.

La terapia estrogénica se utiliza principalmente en mujeres que tienen una producción endógena de estrógenos reducida. Esto afecta especialmente a las mujeres menopáusicas, en las que la disminución natural de la síntesis ovárica de estrógenos puede provocar diversos síntomas que afectan a la función sexual y al bienestar general. La reducción de la concentración de estrógenos afecta a la regulación de la lubricación vaginal, al flujo sanguíneo a la región genital y a la sensibilidad a los estímulos sexuales. La sustitución hormonal con estrógenos sintéticos puede modular específicamente estos cambios estimulando los receptores dependientes de estrógenos en los tejidos diana y favoreciendo la función fisiológica del tracto genital. Además, los estrógenos tienen un efecto modulador sobre los procesos neurobiológicos que influyen en el deseo sexual y la respuesta emocional a los estímulos sexuales.

Los progestágenos sintéticos se utilizan a menudo en combinación con los estrógenos para garantizar una regulación hormonal equilibrada y evitar los efectos indeseables de la estimulación incontrolada de los estrógenos sobre el endometrio. Los progestágenos desempeñan un papel esencial en la regulación del ciclo menstrual y participan en la preparación del endometrio para una posible implantación. En la terapia sexual, los progestágenos sintéticos se utilizan específicamente para compensar los desequilibrios hormonales asociados a los trastornos de la libido, la excitación sexual o la lubricación vaginal. La regulación hormonal mediante progestágenos también influye en los mecanismos de control nervioso central implicados en la percepción de los estímulos sexuales y la regulación de la respuesta emocional.

Las propiedades farmacológicas de los estrógenos sintéticos y los progestágenos se han modificado específicamente para garantizar una duración de acción optimizada, una unión selectiva a los receptores y una estabilidad metabólica mejorada. Los estrógenos sintéticos tienen una mayor biodisponibilidad que los naturales y pueden administrarse en diferentes formas de dosificación para permitir un control específico de los niveles hormonales. Los preparados transdérmicos ofrecen una absorción continua y evitan el primer paso por el hígado, lo que mejora la estabilidad de la concentración hormonal en sangre. Los preparados orales están sujetos a modificaciones metabólicas en el hígado, lo que afecta a su biodisponibilidad y puede variar en función de la capacidad metabólica individual.

La combinación de estrógenos y progestágenos sintéticos se utiliza específicamente en la terapia sexual para optimizar la regulación hormonal de la función sexual femenina y minimizar los efectos negativos de las deficiencias hormonales. La adaptación precisa de la terapia hormonal a las necesidades individuales requiere un control continuo de los parámetros hormonales para garantizar un equilibrio óptimo entre la eficacia terapéutica y la tolerabilidad fisiológica. El desarrollo de nuevas hormonas sintéticas con mecanismos de acción más específicos ofrece nuevas perspectivas para mejorar la terapia hormonal en medicina sexual y para adaptar el tratamiento a las necesidades hormonales específicas de las pacientes.

5.2.1   Indicación en la menopausia

La menopausia es una fase fisiológica de la vida de la mujer que se caracteriza por la pérdida permanente de la producción de hormonas ováricas y repercute en diversos sistemas orgánicos.

La disminución de estrógenos y progestágenos provoca una serie de cambios que no sólo ponen fin al ciclo menstrual, sino que también afectan a la función sexual, el metabolismo, el sistema cardiovascular y el sistema nervioso central. Los cambios hormonales durante la menopausia pueden ir acompañados de una disminución de la libido, una alteración de la lubricación vaginal y una menor sensibilidad a los estímulos sexuales, lo que puede conducir a una reducción de la excitación sexual y de la satisfacción sexual.

La sustitución hormonal con estrógenos y progestágenos sintéticos es una opción terapéutica esencial para regular los efectos negativos de la deficiencia hormonal en la menopausia y para favorecer la salud sexual. El aporte selectivo de estrógenos puede influir positivamente en los cambios estructurales y funcionales del tracto genital mejorando el flujo sanguíneo vaginal, manteniendo la elasticidad del epitelio vaginal y estabilizando la sensibilidad a los estímulos sexuales. El restablecimiento de un equilibrio hormonal fisiológico también puede favorecer la percepción del placer y la excitación, que a menudo se ven alterados por la disminución de la estimulación hormonal durante la menopausia.

Además de los efectos directos sobre la función sexual, la sustitución hormonal también tiene un efecto modulador sobre los procesos neurobiológicos que influyen en el bienestar emocional y psicológico. La disminución de la concentración de estrógenos durante la menopausia puede estar asociada a una alteración de la actividad de las vías de señalización serotoninérgica y dopaminérgica en el cerebro, que desempeñan un papel decisivo en la regulación del estado de ánimo, la motivación y el deseo sexual. La sustitución por estrógenos sintéticos puede estabilizar estos procesos neurobiológicos y mejorar la respuesta emocional a los estímulos sexuales.

La administración adicional de progestágenos sintéticos suele utilizarse en mujeres con útero intacto para equilibrar los efectos proliferativos de los estrógenos sobre el endometrio y reducir el riesgo de hiperplasia endometrial incontrolada. Las progestinas también modulan la regulación hormonal de la función sexual al influir en el procesamiento central de las señales hormonales y ayudar a mantener un equilibrio hormonal estable.

El uso terapéutico de hormonas sintéticas en la menopausia requiere un ajuste cuidadoso de la dosis y la adaptación del tratamiento a la situación hormonal de la paciente. La elección de la forma de dosificación adecuada depende de varios factores, incluida la estabilidad deseada de los niveles hormonales, la capacidad metabólica individual y la preferencia de la paciente en cuanto a la forma de aplicación. Los preparados transdérmicos permiten una absorción continua y una distribución homogénea de las hormonas, mientras que los preparados orales permiten un control flexible de los niveles hormonales, pero se alteran metabólicamente por el primer paso en el hígado.

El uso a largo plazo de hormonas sintéticas para el tratamiento de los cambios hormonales en la menopausia requiere un seguimiento continuo de los parámetros hormonales y un ajuste individual de la terapia para garantizar un equilibrio óptimo entre el beneficio terapéutico y la tolerancia fisiológica. La regulación hormonal específica puede mejorar de forma sostenible la salud sexual y el bienestar general y tener un efecto positivo en la calidad de vida de las mujeres menopáusicas.

5.2.2 Efectos sobre la libido , la lubricación y la salud vaginal.

La regulación hormonal de la función sexual en la mujer viene determinada en gran medida por la concentración e interacción de estrógenos, progestágenos y andrógenos. Estas hormonas no sólo influyen en la libido y el deseo sexual, sino también en la composición estructural y funcional del tracto genital, la lubricación vaginal y la salud vaginal en general. Los cambios en el equilibrio hormonal, ya sean debidos a procesos fisiológicos como la menopausia o a trastornos patológicos, pueden repercutir en la experiencia sexual y la función vaginal.

La libido está controlada por la regulación central de las vías de señalización hormonal en el cerebro, en particular mediante la modulación de los sistemas dopaminérgico, serotoninérgico y oxitocinérgico . Los estrógenos y los andrógenos tienen un efecto estimulante sobre las redes neuronales responsables del deseo y la motivación sexuales, mientras que los progestágenos tienen una función estabilizadora y moduladora. La reducción de la producción hormonal, como ocurre durante la menopausia o los desequilibrios hormonales, puede provocar una disminución de la sensibilidad a los estímulos sexuales, una reducción de las fantasías sexuales y una menor disposición a la actividad sexual. La sustitución con hormonas sintéticas puede influir específicamente en estos efectos estabilizando la actividad hormonal en el sistema nervioso central y aumentando la capacidad de respuesta a los estímulos sexuales.

Lubricación vaginal es un factor clave para la excitación sexual y el placer subjetivo. Está regulada por una compleja interacción de mecanismos hormonales y neurovasculares que controlan el equilibrio de humedad de la mucosa vaginal y el flujo sanguíneo al tracto genital. Los estrógenos desempeñan un papel central en la regulación de la lubricación vaginal, ya que favorecen la secreción de las glándulas mucosas y regulan el flujo sanguíneo capilar de la pared vaginal. Una deficiencia hormonal puede provocar una reducción de la lubricación natural, que puede manifestarse en sequedad vaginal, reducción de la elasticidad y aumento de la sensibilidad a la irritación mecánica. La sustitución con estrógenos sintéticos puede compensar estos cambios estabilizando la función fisiológica de la mucosa vaginal y restableciendo la lubricación natural.

La salud vaginal está estrechamente vinculada al equilibrio hormonal, ya que la composición y la integridad del epitelio vaginal dependen de la regulación de la proliferación y la diferenciación celular dependiente de los estrógenos. Los estrógenos favorecen el mantenimiento de la mucosa vaginal estimulando la formación de nuevas células, manteniendo el grosor del epitelio y regulando el valor fisiológico del pH. Un aporte insuficiente de estrógenos provoca la atrofia del epitelio vaginal, lo que hace que la mucosa sea más fina y sensible y aumenta el riesgo de irritación, inflamación y desequilibrios microbianos. La sustitución hormonal puede mejorar la integridad estructural del epitelio vaginal, reforzar la barrera protectora natural de la mucosa y estabilizar el equilibrio microbiano en el entorno vaginal.

Los efectos a largo plazo de las hormonas sintéticas sobre la libido, la lubricación vaginal y la salud vaginal dependen de varios factores, como la situación hormonal individual, la forma de dosificación elegida y la duración de la sustitución hormonal. La investigación científica en curso se centra en identificar las dosis y los mecanismos de acción óptimos de las hormonas de síntesis para permitir una regulación específica de la función sexual y la salud vaginal con pocos efectos secundarios.

La sustitución hormonal selectiva es una forma eficaz de regular los cambios inducidos hormonalmente en la libido, la lubricación y la salud vaginal y de mejorar de forma sostenible el bienestar sexual. La adaptación individual de la terapia permite un control preciso del equilibrio hormonal y ayuda a mantener y estabilizar las funciones fisiológicas del aparato genital femenino.

5.2.3 Riesgos y beneficios de la terapia hormonal sustitutiva

La terapia hormonal sustitutiva es una forma eficaz de compensar las deficiencias hormonales y estabilizar la función fisiológica del sistema endocrino. El suministro selectivo de hormonas sintéticas puede tener numerosos efectos positivos sobre la función sexual, el bienestar general y diversos procesos metabólicos. Al mismo tiempo, el uso de esta terapia requiere una cuidadosa consideración de los riesgos potenciales, ya que la modulación a largo plazo de los mecanismos de control hormonal puede tener efectos indeseables en diversos sistemas orgánicos. Los valores hormonales basales individuales, las predisposiciones genéticas y los factores metabólicos influyen significativamente en la respuesta a la sustitución hormonal, por lo que se requiere un ajuste preciso de la terapia para conseguir los efectos deseados y minimizar los posibles efectos secundarios .

Los efectos positivos de la terapia hormonal sustitutiva se manifiestan en el restablecimiento de los equilibrios hormonales perturbados por carencias hormonales relacionadas con la edad, patológicas o determinadas genéticamente. La regulación de la función sexual está estrechamente vinculada a la concentración de hormonas sexuales, por lo que una sustitución selectiva puede conducir a una mejora de la libido , la excitación sexual y los procesos neurobiológicos dependientes de las hormonas. El restablecimiento de los niveles hormonales fisiológicos también puede repercutir positivamente en la estabilidad emocional, la resiliencia psicológica y la calidad de vida en general.

Además de los efectos sobre la función sexual, la terapia hormonal sustitutiva también influye en diversos procesos metabólicos y cardiovasculares. La regulación de la densidad ósea por los estrógenos contribuye a reducir el riesgo de osteoporosis y fracturas. La modulación de la sensibilidad a la insulina y del metabolismo de las grasas por las hormonas sexuales también puede tener un efecto preventivo sobre las enfermedades metabólicas. Los efectos neurobiológicos de las hormonas de síntesis se manifiestan en la estabilización del humor, el rendimiento cognitivo y la regulación de las reacciones de estrés, a menudo asociadas a desequilibrios hormonales.

Sin embargo, el uso de hormonas sintéticas también puede asociarse a riesgos potenciales que dependen de la situación hormonal individual, la dosis y la duración de la terapia. La ingesta excesiva o incontrolada de hormonas sintéticas puede alterar la retroalimentación fisiológica de la regulación hormonal y provocar la supresión de la producción hormonal propia del organismo. Esto puede provocar desequilibrios hormonales tras la interrupción de la terapia, dificultando la adaptación de la regulación hormonal propia del organismo.

La sustitución hormonal también puede tener efectos sobre el sistema cardiovascular, sobre todo si se utiliza durante periodos de tiempo prolongados. La modulación de la coagulación sanguínea, la función vascular y el metabolismo lipídico puede tener efectos positivos o negativos, dependiendo de la situación inicial del individuo. Mientras que algunos estudios sugieren un efecto cardioprotector de ciertas terapias hormonales, otros estudios muestran un aumento del riesgo de episodios trombóticos, especialmente con ciertas terapias hormonales combinadas.

Otro aspecto importante de la sustitución hormonal es el impacto potencial sobre los tejidos hormonodependientes. La exposición prolongada a hormonas sintéticas puede provocar una proliferación alterada de los tipos de células hormonodependientes, lo que es especialmente importante en el tejido mamario y el endometrio. Por lo tanto, las diferencias individuales en la sensibilidad hormonal requieren un seguimiento cuidadoso para identificar y minimizar los riesgos potenciales en una fase temprana.

La decisión a favor de la terapia hormonal sustitutiva requiere una evaluación individual de riesgos y beneficios que tenga en cuenta tanto los beneficios fisiológicos como los riesgos potenciales. La monitorización continua de los niveles hormonales, el ajuste individual de la dosis y la consideración de los factores genéticos y metabólicos son esenciales para garantizar una terapia eficaz con pocos efectos secundarios. Los avances en la investigación farmacológica están permitiendo el desarrollo de nuevos preparados hormonales con mecanismos de acción más específicos que permiten un control más preciso de los niveles hormonales y minimizan los posibles efectos secundarios . La continuación de la investigación científica sobre los efectos a largo plazo de las hormonas sintéticas contribuirá a optimizar aún más la seguridad y eficacia de la terapia hormonal sustitutiva y a ampliar las opciones terapéuticas en medicina sexual.

5.3 DHEA como terapia hormonal sintética

La sustitución sintética con dehidroepiandrosterona es otra opción terapéutica importante para regular el equilibrio hormonal, ya que esta hormona esteroidea actúa como precursora de la síntesis de andrógenos y estrógenos. La producción propia del organismo disminuye continuamente con el aumento de la edad, lo que puede dar lugar a desequilibrios hormonales que se manifiestan en una disminución de la excitación sexual, una reducción de la libido y una alteración de la regulación hormonal del metabolismo. La administración selectiva de preparados sintéticos permite restablecer la homeostasis hormonal y modular las vías de señalización biológica que son importantes para la regulación de la función sexual, el rendimiento cognitivo y la vitalidad general.

El efecto de la dehidroepiandrosterona se basa en su función como intermediario en la biosíntesis de las hormonas sexuales. Puede convertirse enzimáticamente en testosterona o estrógenos en los tejidos periféricos, ejerciendo así indirectamente un efecto modulador hormonal. La eficacia de esta conversión depende de factores genéticos individuales , de la actividad enzimática en los tejidos diana y de la regulación hormonal específica del sexo. Por tanto, la sustitución por dehidroepiandrosterona sintética puede conducir a una mejora de la función hormonal tanto en hombres como en mujeres, en la que los efectos específicos vienen determinados por la conversión metabólica y la unión al receptor de las hormonas descendentes.

El papel de la dehidroepiandrosterona en la terapia sexual se deriva de su función en la regulación de la libido , la excitación y la sensibilidad a los estímulos sexuales. La conversión en andrógenos puede conducir a un aumento de la disponibilidad de testosterona en los hombres, mientras que la síntesis de estrógenos a partir de esta hormona precursora puede estabilizar el equilibrio hormonal en las mujeres. El efecto neurobiológico se extiende a la modulación de las vías de señalización dopaminérgica y serotoninérgica, importantes para la motivación, la respuesta emocional y la percepción de los estímulos sexuales.

Las propiedades farmacocinéticas de los preparados sintéticos de dehidroepiandrosterona se han optimizado específicamente para garantizar una liberación estable y una conversión controlada en los metabolitos activos. La biodisponibilidad de esta sustancia depende de la forma de dosificación , por lo que las formas de aplicación oral, transdérmica y parenteral presentan perfiles de absorción diferentes. Los preparados orales están sujetos a un paso inicial por el hígado, a consecuencia del cual puede variar su actividad metabólica. Las formulaciones transdérmicas permiten una absorción continua en la circulación sistémica y una liberación hormonal estable durante periodos de tiempo más prolongados.

El uso terapéutico de preparados sintéticos de dehidroepiandrosterona requiere una dosificación precisa y un control continuo de los parámetros hormonales para garantizar un equilibrio óptimo entre eficacia y tolerabilidad. Las diferencias individuales en la tasa de conversión y la sensibilidad del receptor hacen necesaria una adaptación flexible de la terapia para conseguir los efectos hormonales deseados y minimizar los efectos secundarios indeseables .

El uso a largo plazo de la dehidroepiandrosterona en la terapia sexual requiere una cuidadosa evaluación científica, ya que la conversión metabólica en andrógenos o estrógenos puede tener efectos potencialmente dependientes de la dosis en la regulación hormonal, el metabolismo y la respuesta tisular. Una mayor investigación sobre los mecanismos moleculares de acción y los efectos clínicos de los preparados sintéticos de dehidroepiandrosterona ayudará a optimizar las posibilidades terapéuticas de esta terapia hormonal y a desarrollar estrategias de tratamiento específicas para los trastornos sexuales inducidos por hormonas.

5.3.1 Papel como hormona precursora de andrógenos y estrógenos.

La regulación hormonal en el cuerpo humano se basa en una interacción finamente sintonizada de diversos mecanismos de control endocrino que están regulados por la síntesis, liberación y conversión de hormonas esteroideas . La dehidroepiandrosterona desempeña un papel central en este sistema como hormona precursora, ya que sirve como sustancia de partida para la biosíntesis de andrógenos y estrógenos. La conversión enzimática de esta hormona tiene lugar en los tejidos periféricos y permite una adaptación flexible de la producción hormonal a las necesidades fisiológicas. La regulación de este proceso depende del sexo y de la edad, lo que significa que la dehidroepiandrosterona desempeña un papel esencial en la homeostasis hormonal tanto en hombres como en mujeres.

La conversión de la dehidroepiandrosterona en andrógenos y estrógenos se produce a través de una compleja cascada de procesos enzimáticos que tienen lugar en diversos tejidos. La principal conversión en testosterona o estradiol se produce principalmente en las gónadas , la corteza suprarrenal y determinados órganos diana periféricos en los que se expresan las enzimas necesarias. La regulación de esta conversión depende de la actividad de enzimas específicas que controlan la tasa de conversión e influyen en el equilibrio entre la síntesis de andrógenos y estrógenos.

En el hombre, la dehidroepiandrosterona se sintetiza en los testículos y se transforma enzimáticamente en testosterona en los tejidos periféricos. Como hormona sexual masculina central, la testosterona desempeña un papel decisivo en la regulación de la libido, la masa muscular y la densidad ósea. La proporción de síntesis de testosterona a partir de la dehidroepiandrosterona varía de un individuo a otro y depende de factores genéticos, del punto de partida hormonal y de la actividad de las enzimas implicadas en la conversión.

En las mujeres, la dehidroepiandrosterona se convierte principalmente en estrógenos, que son esenciales para regular el ciclo menstrual, mantener la salud vaginal y controlar la excitación sexual. En los ovarios, la androstenediona producida a partir de la dehidroepiandrosterona es convertida por enzimas aromatizantes en estradiol que, como estrógeno biológicamente más activo, se une a receptores específicos y ejerce su efecto en el tejido.

La función de la dehidroepiandrosterona como hormona precursora permite un control adaptativo de la producción hormonal en función de las necesidades específicas del sexo y fisiológicas. La tasa de conversión de esta hormona está regulada por mecanismos de retroalimentación hormonal que reaccionan a la concentración de hormonas sexuales circulantes y permiten una adaptación dinámica a los cambios hormonales.

El uso terapéutico de la dehidroepiandrosterona sintética se basa en su función como hormona precursora flexible que puede apoyar la producción endógena de hormonas sexuales en dosis específicas. El uso de esta sustancia en la terapia sexual permite la modulación de las vías de señalización hormonal que son importantes para la regulación de la libido, la excitación sexual y el control hormonal del aparato genital. El efecto específico de la sustitución sintética depende de la capacidad del individuo para convertir la hormona en sus metabolitos activos, por lo que se requiere un ajuste preciso de la dosis y un seguimiento continuo de los parámetros hormonales.

La investigación sobre el papel de la dehidroepiandrosterona como hormona precursora de los andrógenos y los estrógenos aporta nuevos conocimientos sobre la regulación flexible de las vías de señalización hormonal y abre perspectivas terapéuticas para la modulación selectiva de la producción de hormonas sexuales. El desarrollo de estrategias farmacológicas específicas para optimizar la conversión de la dehidroepiandrosterona en sus metabolitos activos puede contribuir a la mejora de la terapia hormonal y a la individualización de los enfoques de tratamiento hormonal en medicina sexual.

5.3.2 Posibles efectos sobre la libido y la excitación sexual

La regulación hormonal de la libido y la excitación sexual tiene lugar a través de una compleja interacción de mecanismos nerviosos centrales, hormonales y vasculares modulados por diversas hormonas esteroideas. La concentración y disponibilidad de estas hormonas influye en la sensibilidad a los estímulos sexuales, el procesamiento neuronal de las sensaciones de placer y las reacciones fisiológicas del organismo a la estimulación sexual. Las hormonas sintéticas pueden utilizarse específicamente para compensar las deficiencias hormonales y estabilizar las vías de señalización dependientes de hormonas que son esenciales para la regulación de la excitación sexual y el deseo sexual.

La libido está controlada en gran medida por la actividad de las vías de señalización dopaminérgica, serotoninérgica y oxitocinérgica en el sistema nervioso central. Las hormonas esteroideas testosterona , estrógenos y dehidroepiandrosterona tienen un efecto modulador sobre estas redes neuronales e influyen en la percepción, la motivación y la capacidad de respuesta a los estímulos sexuales. Una producción hormonal insuficiente puede conducir a una disminución de la libido, que puede manifestarse en un menor interés por las actividades sexuales, una menor fantasía y un procesamiento emocional alterado de los estímulos sexuales. La sustitución hormonal con preparados sintéticos puede influir específicamente en estos efectos estabilizando el procesamiento central de los estímulos sexuales y aumentando la sensibilidad hormonal de los sistemas receptores.

La excitación sexual está controlada por una interacción coordinada de mecanismos hormonales, neurovasculares y autonómicos que regulan el flujo sanguíneo a los tejidos genitales, la lubricación vaginal y la función eréctil. Los estrógenos desempeñan un papel esencial en la regulación de la lubricación vaginal al promover la secreción de las glándulas mucosas y estabilizar la perfusión capilar en el tejido vaginal. Una disminución de la concentración de estrógenos puede provocar una disminución de la sensibilidad del epitelio vaginal, reducir la lubricación y aumentar la susceptibilidad a la irritación mecánica. La sustitución por estrógenos sintéticos puede compensar estos efectos restableciendo los mecanismos fisiológicos de regulación de la humedad vaginal.

La modulación de la excitación sexual mediante hormonas sintéticas también afecta a la regulación de la función eréctil y al flujo sanguíneo clitoriano, que está estrechamente relacionado con la disponibilidad de óxido nítrico y la regulación hormonal de la permeabilidad vascular. La testosterona tiene un efecto estimulante sobre el procesamiento neuronal de los estímulos sexuales e influye en la sensibilidad de los receptores del pene y del clítoris a los estímulos táctiles y visuales. La administración de suplementos específicos de testosterona puede mejorar la respuesta sexual, especialmente si el desequilibrio hormonal ha provocado una reducción de la sensibilidad y la regulación vascular.

Los efectos individuales de las hormonas sintéticas sobre la libido y la excitación sexual dependen de diversos factores, como la situación hormonal inicial, la disposición genética y la sensibilidad de los sistemas receptores hormonales. Por lo tanto, el efecto específico de la terapia hormonal sustitutiva varía en función de la capacidad del individuo para convertir y utilizar las hormonas suministradas. La investigación científica en curso sobre la regulación hormonal de la función sexual está ayudando a desarrollar estrategias terapéuticas específicas para optimizar la libido y la excitación sexual y a seguir investigando los efectos a largo plazo de las hormonas sintéticas sobre la salud sexual.

El uso de hormonas sintéticas en la terapia sexual abre nuevas posibilidades para la regulación selectiva de los cambios inducidos hormonalmente en la libido y la excitación sexual. El ajuste individual de la terapia hormonal puede compensar los déficits fisiológicos, estabilizar el equilibrio hormonal y mejorar de forma sostenible la función sexual.

5.4 Terapia hormonal para personas transexuales

La transición hormonal también es un componente central del apoyo médico a las personas transexuales y sirve para armonizar los caracteres sexuales secundarios con la identidad de género. El uso selectivo de hormonas sintéticas permite modificar el equilibrio hormonal y provoca cambios fisiológicos que influyen en el aspecto externo, la composición corporal y la función sexual. La terapia hormonal es una intervención endocrina compleja que se adapta individualmente para lograr una alineación de género lo más armoniosa posible minimizando los efectos indeseables.

La terapia hormonal para mujeres transexuales se basa en la administración de estrógenos sintéticos en combinación con sustancias que suprimen el efecto de los andrógenos propios del organismo . El suministro de estrógenos provoca un efecto feminizante, que se manifiesta en la redistribución de la grasa corporal, la reducción del vello corporal, el desarrollo de tejido mamario y un cambio en la textura de la piel. Al mismo tiempo, el efecto de la testosterona se inhibe mediante la administración de sustancias que suprimen la síntesis de esta hormona o bloquean su unión a los receptores androgénicos. Los cambios en la regulación hormonal influyen en la libido , la excitación sexual y la capacidad de respuesta a los estímulos sexuales, por lo que los efectos individuales dependen de la sensibilidad de los receptores hormonales y de la disposición genética. La terapia hormonal se ajusta gradualmente para garantizar una modificación progresiva de las señales hormonales y estabilizar los mecanismos fisiológicos de retroalimentación.

En los hombres transexuales , la terapia hormonal consiste en la sustitución con testosterona sintética , que promueve el desarrollo de los caracteres sexuales secundarios masculinos y, al mismo tiempo, inhibe la función cíclica de los ovarios. El aumento de la concentración de testosterona provoca un cambio en la composición corporal al aumentar la masa muscular, masculinizar la distribución de la grasa y aumentar el vello corporal. La modificación hormonal influye en la función sexual aumentando la libido , alterando la sensibilidad a los estímulos sexuales y modulando el procesamiento neuronal de los estímulos sexuales. La dosis de testosterona se ajusta teniendo en cuenta los valores hormonales basales individuales y la capacidad de respuesta biológica a la sustitución hormonal.

El uso a largo plazo de hormonas sintéticas en personas transexuales requiere un seguimiento continuo de los parámetros hormonales para garantizar un equilibrio óptimo entre los efectos deseados y la tolerancia fisiológica. La regulación de las vías de señalización hormonal influye en varios sistemas orgánicos, como el sistema cardiovascular, el metabolismo óseo y la regulación neurobiológica del estado de ánimo. El control cuidadoso de la sustitución hormonal es esencial para mantener una homeostasis hormonal estable y optimizar la tolerabilidad a largo plazo de la terapia.

La investigación en terapia hormonal para transexuales se centra cada vez más en el desarrollo de nuevos preparados hormonales sintéticos que permitan un control más preciso de las vías de señalización hormonal y minimicen los efectos secundarios de la terapia hormonal a largo plazo. El desarrollo de estrategias de tratamiento individualizadas está contribuyendo a mejorar la atención médica a las personas transexuales y permite una adaptación hormonal específica a las necesidades individuales. La investigación científica en curso sobre la transición hormonal abre nuevas perspectivas para una terapia hormonal optimizada y personalizada que favorezca el cambio de sexo y mejore de forma sostenible la calidad de vida de las personas transexuales.

5.4.1 Testosterona para hombres trans: efectos sobre la libido y el comportamiento sexual.

La sustitución hormonal con testosterona es una medida central en la armonización sexual de los hombres trans y conlleva cambios en la regulación física, emocional y sexual. Los efectos sobre la libido y el comportamiento sexual son complejos y resultan del efecto directo de la hormona sobre el sistema nervioso central, el control hormonal de la excitabilidad sexual y la modulación de la sensibilidad física a los estímulos sexuales. La respuesta individual al tratamiento con testosterona varía en función de factores genéticos, hormonales y psicológicos, por lo que el ajuste de la dosis y la gestión a largo plazo del equilibrio hormonal son esenciales para lograr los efectos deseados y promover la salud sexual.

La testosterona desempeña un papel clave en la regulación de la libido al influir en las redes neuronales responsables del deseo sexual, la motivación y la excitación. En muchos casos, el cambio hormonal en el curso de la sustitución por testosterona conlleva un aumento significativo del interés sexual y una mayor percepción de los estímulos sexuales. Las vías de señalización dopaminérgica, que son cruciales para controlar la libido en el sistema de recompensa del cerebro, son moduladas por la testosterona, lo que puede conducir a un aumento de la motivación para la interacción sexual y a una alteración de la capacidad de respuesta a los estímulos eróticos. La velocidad e intensidad de estos cambios varían de un individuo a otro, ya que la sensibilidad de los sistemas receptores depende de la línea de base hormonal previa y de la duración de la exposición a la testosterona.

La sustitución hormonal también influye en los mecanismos fisiológicos de la excitabilidad sexual al controlar los procesos vasculares y neuronales responsables del flujo sanguíneo genital, la sensibilidad de los tejidos y la intensidad de las respuestas sexuales. El aumento de la concentración de testosterona puede modificar la sensibilidad a los estímulos táctiles en la zona genital y provocar una excitación más rápida e intensa. Al mismo tiempo, la percepción subjetiva de los estímulos sexuales puede cambiar en el curso de la terapia con testosterona , lo que va acompañado de un cambio en el procesamiento de los estímulos eróticos en el sistema nervioso central.

El cambio en la composición corporal debido a la testosterona también contribuye a la modificación del comportamiento sexual, ya que el aumento de la masa muscular, la reducción de la grasa subcutánea y el desarrollo de los caracteres sexuales masculinos secundarios influyen en la imagen corporal y la identidad sexual. La adaptación hormonal puede mejorar la percepción de la propia sexualidad y reforzar la confianza en el propio cuerpo, lo que puede tener un efecto positivo sobre la experiencia sexual y la intimidad en las relaciones interpersonales.

El efecto a largo plazo de la testosterona sobre el comportamiento sexual depende de la regulación hormonal del individuo y de la integración psicológica de los cambios físicos. Aunque algunos hombres trans informan de una libido persistentemente alta y de un mayor interés sexual, la intensidad de la libido puede estabilizarse a lo largo de la terapia una vez que el cuerpo se ha adaptado a los cambios hormonales. La sensibilidad hormonal y el procesamiento individual de los estímulos sexuales siguen siendo factores dinámicos en los que influyen la concentración de testosterona, los procesos neurobiológicos y las experiencias personales.

La investigación sobre el efecto de la testosterona en el comportamiento sexual de los hombres trans aporta nuevos conocimientos sobre el control hormonal de la libido y el procesamiento neuronal de los estímulos sexuales. El desarrollo científico ulterior de los enfoques de la terapia hormonal ayuda a tener mejor en cuenta las necesidades individuales de los hombres trans en la atención médica y a adaptar específicamente la sustitución hormonal a los requisitos fisiológicos y psicológicos.

5.4.2 Estrógenos y antiandrógenos para mujeres trans: Cambios en la función sexual

Los estrógenos y los antiandrógenos desempeñan un papel central en la terapia hormonal para mujeres trans y provocan profundos cambios en la función sexual que abarcan dimensiones tanto fisiológicas como psicológicas. El objetivo de la terapia hormonal para mujeres trans es reducir las características sexuales masculinas secundarias y promover el desarrollo de las características físicas femeninas para armonizar el aspecto físico y la identidad de género. Esto incluye cambios en la función sexual, la libido y la excitabilidad sexual, que se ven influidos por la modulación selectiva de los niveles hormonales. En este contexto, se utilizan estrógenos y antiandrógenos para suprimir el efecto de la testosterona y, al mismo tiempo, potenciar el efecto de las hormonas sexuales femeninas. Estos cambios hormonales conducen a una compleja adaptación del cuerpo y de la experiencia sexual, que puede variar mucho de una persona a otra.

Estrógenos son hormonas sexuales femeninas que se producen principalmente en los ovarios pero que se administran sintéticamente en la terapia hormonal para mujeres trans. Tienen diversos efectos fisiológicos que incluyen no sólo el desarrollo de características sexuales secundarias femeninas como el crecimiento de las mamas, la redistribución de la grasa corporal y la reducción de la masa muscular, sino que también tienen profundos efectos sobre la función sexual. Los estrógenos afectan a la libido, la excitación sexual y la experiencia emocional de la sexualidad. En la terapia para mujeres trans, los estrógenos sintéticos como el estradiol se utilizan a menudo para conseguir un efecto feminizante y al mismo tiempo suprimir la testosterona propia del cuerpo. Este cambio hormonal influye en la experiencia sexual y puede modificar tanto la intensidad como la calidad de las sensaciones sexuales.

Un aspecto central del efecto de los estrógenos en las mujeres trans se refiere al cambio en la libido. Los estudios muestran que en la mayoría de las mujeres trans se observa una disminución del deseo sexual tras iniciar la terapia estrogénica. Este efecto se debe a la reducción de los niveles de testosterona, ya que la testosterona desempeña un papel central en la regulación de la libido, especialmente en los hombres biológicos. La supresión de la testosterona en combinación con el aumento de los niveles de estrógenos suele provocar una reducción significativa de la motivación sexual y de la frecuencia de las fantasías sexuales. Sin embargo, cabe señalar que el cambio en la libido puede variar mucho de un individuo a otro y no todas las mujeres trans experimentan una disminución del deseo sexual. Algunas incluso informan de un aumento de la intimidad emocional y una alteración de la calidad de la experiencia sexual, lo que se debe a la compleja interacción entre los cambios hormonales y los factores psicológicos.

Además, los estrógenos influyen en la excitación sexual y en las reacciones fisiológicas durante la estimulación sexual. En las mujeres trans, la terapia estrogénica suele provocar una reducción de las erecciones espontáneas y de la firmeza de la erección durante la excitación sexual. Esto se debe a la menor actividad de la musculatura lisa del tejido eréctil del pene, provocada por la reducción de los niveles de testosterona y la influencia de los estrógenos en la regulación vascular. La reducción de la función eréctil puede provocar un cambio en las prácticas sexuales y en la autoimagen sexual de algunas mujeres trans, mientras que otras consideran que se trata de una alineación bienvenida con su género percibido. Es importante destacar que la excitación sexual no disminuye necesariamente, sino que cambia de calidad. Muchas mujeres trans informan de una mayor sensibilidad de la piel y las zonas erógenas, así como de una experiencia emocional más intensa de la actividad sexual, que se atribuye a los efectos nerviosos centrales del estrógeno.

Otra influencia significativa de los estrógenos sobre la función sexual puede observarse en la capacidad de orgasmo y el tipo de orgasmo experimentado. Se ha observado que las mujeres trans a menudo informan de una percepción e intensidad alteradas del orgasmo tras iniciar la terapia estrogénica. Aunque las contracciones físicas durante el orgasmo siguen siendo las mismas, la sensación suele describirse como menos explosiva pero más intensa emocionalmente. Este cambio en la percepción del orgasmo se atribuye a los efectos neuroendocrinos de los estrógenos, que influyen en la señalización de neurotransmisores como la dopamina y la serotonina en el sistema nervioso central y, por tanto, modulan la experiencia subjetiva de la excitación sexual y el orgasmo.

Los antiandrógenos se utilizan en la terapia hormonal de las mujeres trans para bloquear el efecto de la testosterona o para inhibir su producción en los testículos . Actúan como antagonistas de los receptores de andrógenos o como inhibidores de la producción de testosterona y provocan una reducción significativa de los niveles de testosterona circulante. Los antiandrógenos más comunes en la terapia para mujeres trans son el acetato de ciproterona y espironolactona, que suprimen el efecto de la testosterona por mecanismos diferentes. El acetato de ciproterona bloquea directamente los receptores androgénicos e inhibe simultáneamente la producción de testosterona en los testículos, mientras que la espironolactona actúa como antagonista competitivo en el receptor androgénico e inhibe la conversión de la testosterona en su forma activa dihidrotestosterona. El bloqueo de los receptores de andrógenos y la disminución de los niveles de testosterona provocan una reducción de los caracteres sexuales secundarios masculinos, una disminución de la libido y un cambio en la excitación sexual. Estos cambios hormonales contribuyen decisivamente a la adaptación del organismo al sexo percibido, pero también influyen en la función sexual y la experiencia sexual.

La combinación de estrógenos y antiandrógenos conduce a un cambio hormonal integral que no sólo feminiza las características físicas, sino que también modifica de forma permanente la experiencia sexual y la dimensión emocional de la sexualidad . Los cambios en la función sexual pueden ser percibidos de forma muy diferente por las mujeres trans, dependiendo de factores psicosociales individuales, de la duración de la terapia hormonal y de las expectativas personales sobre la reasignación de género. Mientras que algunas mujeres trans experimentan una reducción del deseo sexual y un cambio en la excitabilidad sexual como una restricción, otras viven estos cambios como una adaptación positiva a su identidad de género y como un alivio de la disforia de género.

El efecto de los estrógenos y los antiandrógenos en la función sexual de las mujeres trans ilustra la compleja interacción entre el equilibrio hormonal, la neurobiología y la identidad psicosexual. Por lo tanto, una atención individualizada, empática e interdisciplinar es esencial para apoyar a las mujeres trans en su salud y bienestar sexual y para identificar y tratar posibles disfunciones sexuales en una fase temprana.

5.4.3 Efectos a largo plazo y cuestiones pendientes

Los efectos a largo plazo de las hormonas sintéticas sobre la función sexual, la homeostasis hormonal y diversos procesos fisiológicos son objeto de una intensa investigación científica. Mientras que los efectos inmediatos de la terapia hormonal sustitutiva sobre la libido, la excitabilidad sexual y la regulación de los procesos hormonodependientes están bien documentados, aún quedan preguntas sin respuesta en relación con los efectos a largo plazo sobre el sistema endocrino, el metabolismo, el riesgo cardiovascular y la regulación neurobiológica de la sexualidad . Las diferencias individuales en la respuesta a las hormonas sintéticas, la variabilidad genética de los receptores hormonales y las influencias epigenéticas en la regulación hormonal dificultan la predicción de los efectos a largo plazo, por lo que es necesario un seguimiento científico continuo y la adaptación de la terapia.

Los efectos a largo plazo de las hormonas sintéticas sobre la función sexual conciernen tanto a la estabilidad del equilibrio hormonal como a los mecanismos de adaptación de los sistemas receptores al aporte hormonal exógeno. La regulación de la libido y la excitación sexual es un proceso dinámico que viene determinado por la interacción entre las señales hormonales y las redes neuronales. La sustitución hormonal a largo plazo puede provocar un cambio en la sensibilidad de los receptores hormonales , lo que puede alterar la capacidad del organismo para responder a los estímulos sexuales a lo largo de la terapia. El ajuste individual de la dosis y el seguimiento de los parámetros hormonales son cruciales, para minimizar los efectos indeseables sobre la función sexual y el bienestar general.

Los efectos de las hormonas sintéticas en el sistema cardiovascular son un área clave de investigación, ya que la modulación hormonal puede repercutir en la función vascular, la presión arterial y el perfil lipídico. Mientras que algunos estudios indican un efecto cardioprotector de determinadas terapias hormonales sustitutivas, otros estudios muestran un riesgo potencialmente mayor de episodios trombóticos o disfunción vascular, especialmente con el uso a largo plazo de niveles hormonales elevados. La diferenciación entre efectos cardiovasculares positivos y negativos requiere un análisis más profundo de los factores de riesgo individuales y un control preciso de la sustitución hormonal para optimizar el equilibrio entre los beneficios terapéuticos y los posibles efectos secundarios.

Otra área clave de investigación se refiere a los efectos a largo plazo de las hormonas sintéticas sobre el sistema neurobiológico. Las hormonas modulan la actividad de diversos sistemas de neurotransmisores esenciales para el control del estado de ánimo, el rendimiento cognitivo y la percepción de los estímulos sexuales. La influencia a largo plazo de las hormonas sintéticas sobre estos procesos puede desencadenar efectos neuroadaptativos, que pueden manifestarse en una sensibilidad alterada a los estímulos hormonales o en una modulación de la plasticidad neuronal. Los mecanismos exactos de estas interacciones son aún poco conocidos, por lo que la investigación futura requerirá un análisis detallado de los efectos neurohormonales de la terapia hormonal a largo plazo.

El uso a largo plazo de hormonas sintéticas también requiere una mayor investigación de los efectos metabólicos, en particular con respecto a la regulación del metabolismo de la insulina, la distribución de la grasa y la salud ósea. El control hormonal del equilibrio energético es un sistema complejo que puede verse influido en su regulación natural por la administración a largo plazo de hormonas exógenas. La adaptación a los cambios en los niveles hormonales se produce a través de mecanismos epigenéticos y genéticos que influyen en el equilibrio metabólico a largo plazo y en la adaptación fisiológica a los cambios hormonales.

Las cuestiones de investigación abiertas sobre el efecto a largo plazo de las hormonas sintéticas también se refieren a las diferencias interindividuales en la sensibilidad hormonal, que están moduladas por polimorfismos genéticos, factores ambientales y experiencia hormonal previa. El desarrollo de enfoques terapéuticos hormonales personalizados basados en la sensibilidad individual de los receptores hormonales, la base metabólica y la regulación epigenética representa un reto futuro para la medicina sexual. La identificación de biomarcadores específicos de la respuesta hormonal podría ayudar a desarrollar estrategias terapéuticas específicas que permitan adaptar con mayor precisión la sustitución hormonal a las necesidades individuales.

La investigación científica en curso sobre los efectos a largo plazo de las hormonas sintéticas es esencial para seguir mejorando la seguridad y eficacia de la sustitución hormonal y reconocer los posibles riesgos en una fase temprana. El análisis diferenciado de los efectos hormonales a largo plazo, teniendo en cuenta factores genéticos, epigenéticos y metabólicos, contribuirá a ampliar las opciones terapéuticas en medicina sexual y permitirá una terapia hormonal específica y personalizada que favorezca tanto la salud sexual como el bienestar general a largo plazo.

6. Alternativas no hormonales y terapias combinadas

6.1 Alternativas farmacológicas (inhibidores de la PDE-5, agonistas dopaminérgicos, antagonistas de los receptores de neuroquinina-3)

Además de la terapia hormonal sustitutiva tradicional, el tratamiento de los trastornos sexuales inducidos por hormonas también puede complementarse o, en ciertos casos, sustituirse completamente por enfoques farmacológicos no hormonales. El desarrollo de alternativas farmacológicas pretende modular vías de señalización específicas implicadas en el control de la excitación sexual, la libido y la regulación vascular sin interferir directamente en el equilibrio hormonal del organismo. Estas sustancias se dirigen a diversas interfaces neurobiológicas, vasculares u hormonales con el fin de mejorar la función sexual y tratar los síntomas individuales de forma específica.

La inhibición de la fosfodiesterasa-5 es una de las estrategias no hormonales mejor establecidas para el tratamiento de la disfunción sexual. La inhibición farmacológica de esta enzima conduce a una mejora de la cascada de señalización que relaja los músculos lisos de los vasos sanguíneos y permite mejorar el flujo sanguíneo a los tejidos genitales. Esta intervención farmacológica ha demostrado ser especialmente eficaz en el tratamiento de la disfunción eréctil, ya que optimiza la respuesta vascular a la estimulación sexual y mejora la capacidad de mantener una erección. El efecto de estas sustancias depende de la función intacta de la vía de señalización del óxido nítrico endotelial, que tiene una importancia central para la regulación de la permeabilidad vascular y la excitabilidad sexual.

La modulación dopaminérgica desempeña un papel central en el control de la libido y la motivación sexual. Los agonistas dopaminérgicos, que actúan directamente sobre receptores dopaminérgicos específicos del sistema nervioso central, pueden aumentar la excitación sexual y el deseo sexual incrementando la actividad del sistema de recompensa en el cerebro. Esta estrategia farmacológica ha demostrado ser especialmente eficaz en pacientes con una actividad dopaminérgica reducida, como puede ser el caso de ciertas enfermedades neurodegenerativas o desequilibrios hormonales. La activación selectiva de estos receptores puede conducir a una mejor percepción de los estímulos sexuales, a una mayor motivación sexual y a un aumento de la excitación.

La modulación del receptor de neurocinina-3 es una estrategia farmacológica más reciente que se centra en la regulación de las vías de señalización hormonal en el hipotálamo. Estos receptores desempeñan un papel crucial en el control de los sistemas de retroalimentación hormonal que regulan la liberación de factores de control hormonal, que a su vez influyen en la producción de testosterona y estrógenos. El bloqueo de estos receptores puede provocar un cambio en las cascadas de señalización hormonal que influyen positivamente en la función y el deseo sexuales. Esta intervención farmacológica aún se está sometiendo a pruebas científicas, pero resulta prometedora para el tratamiento de la disfunción sexual hormonal, sobre todo en pacientes con niveles bajos de hormonas sexuales que no pueden o no desean ser tratados principalmente con terapia hormonal sustitutiva.

La terapia combinada de estrategias hormonales y no hormonales puede ser útil en determinados casos para abordar los diferentes mecanismos fisiológicos implicados en la regulación de la función sexual. La modulación selectiva de las vías de señalización hormonal en combinación con sustancias farmacológicas que influyen en los procesos vasculares o neurobiológicos puede permitir un tratamiento optimizado que estabilice el equilibrio hormonal y favorezca la excitabilidad sexual y el deseo a nivel nervioso central.

La selección de la forma adecuada de terapia depende de la situación hormonal individual, de los mecanismos fisiológicos subyacentes del trastorno sexual, así como de las preferencias personales del paciente y de su estado general de salud. La investigación científica en curso en este campo está ayudando a desarrollar nuevos enfoques farmacológicos no hormonales y a optimizar aún más las opciones terapéuticas existentes para permitir un tratamiento específico e individualizado de los trastornos sexuales hormonales.

6.2 Psicoterapia y terapia conductual de apoyo a las terapias hormonales

El tratamiento de los trastornos sexuales hormonales requiere un enfoque integral e interdisciplinar que no sólo tenga en cuenta la regulación fisiológica de los niveles hormonales, sino que también incluya los complejos factores psicológicos y conductuales que influyen en la experiencia sexual, el procesamiento emocional de los cambios hormonales y la adaptación individual a estos cambios. Sexualidad es un fenómeno con múltiples capas que está modulado en gran medida por procesos cognitivos, emocionales y sociales que interactúan con las influencias hormonales. Por lo tanto, una consideración aislada del nivel hormonal se queda corta a la hora de comprender y tratar los complejos mecanismos de la disfunción sexual. Una terapia interdisciplinar que integre enfoques hormonales, psicoterapéuticos y conductuales ofrece a la posibilidad de abordar holísticamente las causas y efectos multifactoriales de las disfunciones sexuales hormonales y mejorar así de forma sostenible la calidad de vida de los afectados.

Los desequilibrios hormonales pueden tener diversos efectos en la experiencia y el comportamiento sexuales, ya que las hormonas no sólo influyen en la excitación física y la libido , sino que también afectan a las redes neuronales centrales responsables de las emociones, la motivación y el procesamiento de la recompensa. El control hormonal de la libido, la excitación sexual y el comportamiento sexual tiene lugar a través de una compleja interacción de neurotransmisores que se modulan en el sistema nervioso central. Estos procesos nerviosos centrales se ven influidos por patrones cognitivos, emocionales y de aprendizaje que vienen determinados en gran medida por las experiencias individuales, las normas culturales y las relaciones sociales. Por lo tanto, los cambios en el equilibrio hormonal pueden tener efectos de gran alcance sobre la autoimagen sexual, la identidad sexual y la percepción emocional de los estímulos sexuales. La terapia holística debería tener en cuenta estas interacciones y abordar específicamente los procesos de ajuste psicológico asociados a los cambios hormonales.

El apoyo psicoterapéutico a las terapias hormonales puede contribuir de forma decisiva a facilitar los procesos de adaptación psicológica, derribar las barreras individuales en la percepción sexual y mejorar el bienestar subjetivo. En particular, las terapias hormonales que provocan cambios profundos en el cuerpo y la experiencia sexual, como la transición de género de las personas transexuales o el tratamiento de los trastornos de la libido y la excitación inducidos por hormonas, pueden provocar inseguridades emocionales, conflictos de identidad y alteraciones en los patrones de relación. El apoyo psicoterapéutico permite una reflexión estructurada sobre estos procesos y ofrece estrategias para integrar los cambios hormonales en la autoimagen y la experiencia interpersonal del individuo. El fomento de la autoaceptación y el desarrollo de una imagen corporal positiva revisten especial importancia, ya que los cambios hormonales suelen ir acompañados de un cambio en la imagen corporal y una redefinición de la propia identidad sexual.

Las intervenciones psicoterapéuticas deben adaptarse individualmente a las necesidades y experiencias específicas de la persona afectada y tener en cuenta su contexto psicosocial y sus circunstancias personales. La comunicación abierta y sin prejuicios es especialmente importante, ya que permite abordar y procesar los sentimientos de vergüenza o culpa relacionados con la disfunción sexual. La terapia psicodinámica puede ayudar a resolver conflictos inconscientes y bloqueos emocionales que influyen en la experiencia sexual, mientras que la terapia cognitivo-conductual pretende identificar y cambiar los patrones de pensamiento negativos y las creencias disfuncionales que perjudican la excitación y el placer sexuales. En este contexto, también desempeña un papel importante la terapia sexual , cuyo objetivo específico es mejorar la comunicación sexual, la intimidad en la pareja y la satisfacción sexual.

La terapia conductual ofrece enfoques estructurados para modificar los patrones de pensamiento desfavorables y promover experiencias sexuales positivas. Puede utilizarse específicamente para tratar disfunciones sexuales exacerbadas o mantenidas por desequilibrios hormonales. La interacción entre los cambios hormonales y los patrones de respuesta sexual aprendidos puede llevar a que ciertos miedos, inhibiciones o distorsiones cognitivas tengan un impacto negativo en la experiencia sexual. Por ejemplo, la disfunción eréctil inducida hormonalmente o la falta de libido pueden generar expectativas negativas y miedo al fracaso sexual, lo que da lugar a un círculo vicioso de conductas de evitación y aumento de la insatisfacción sexual. La terapia cognitivo-conductual aborda estos patrones de pensamiento y ayuda a cuestionar las expectativas poco realistas, identificar y cambiar los pensamientos autodespreciativos y promover activamente experiencias sexuales positivas. También se utilizan técnicas de relajación y ejercicios de atención plena para intensificar la percepción de los estímulos sexuales y aumentar la excitación emocional.

Un ámbito concreto de aplicación del apoyo psicoterapéutico a las terapias hormonales se refiere a la transición de género de las personas transexuales que buscan armonizar sus características físicas con su identidad de género mediante un tratamiento hormonal. Los cambios físicos y psicológicos asociados a este tratamiento suelen requerir un examen intensivo de la propia identidad, la percepción del cuerpo y la expresión sexual. Los cambios hormonales, como los que se producen al tomar estrógenos y antiandrógenos en las mujeres trans o testosterona en los hombres trans, no sólo afectan al aspecto físico, sino también a la experiencia sexual, la libido y el procesamiento emocional de la sexualidad . El apoyo psicoterapéutico puede ayudar a acompañar este proceso, aclarar conflictos emocionales, promover la autoaceptación y facilitar la integración social de la identidad de género.

La combinación de terapia hormonal y enfoques psicoterapéuticos puede ser especialmente beneficiosa para las personas que experimentan fluctuaciones emocionales, cambios de humor o inseguridades cognitivas debido a los cambios hormonales. La regulación hormonal del sistema nervioso central influye en la actividad de los sistemas de neurotransmisores esenciales para la estabilidad emocional y la percepción de los estímulos sexuales. El apoyo psicoterapéutico puede ayudar a percibir conscientemente estos cambios, procesarlos adecuadamente y desarrollar estrategias de afrontamiento adaptativas para estabilizar la salud psicológica y sexual a largo plazo.

En resumen, la integración de intervenciones psicoterapéuticas y conductuales en la terapia hormonal abre nuevas perspectivas para el tratamiento holístico de los trastornos sexuales hormonales. Este enfoque interdisciplinario permite adaptar individualmente la terapia a las complejas interacciones entre hormonas, psique y comportamiento y contribuye de forma decisiva a mejorar a largo plazo la satisfacción sexual, la estabilidad emocional y el bienestar general de las personas afectadas.

6.3 Intervenciones en el estilo de vida para promover la función sexual

El uso de hormonas sin indicación médica como producto de estilo de vida es una tendencia creciente que ha cobrado importancia en las últimas décadas y plantea profundas cuestiones éticas, médicas y sociales. Mientras que las hormonas se han utilizado tradicionalmente para tratar trastornos endocrinos específicos o para aliviar dolencias relacionadas con las hormonas, como la terapia hormonal sustitutiva durante la menopausia, los anticonceptivos hormonales o el tratamiento del hipogonadismo, su uso también está siendo considerado cada vez más por personas sanas para optimizar determinadas funciones corporales, aumentar el rendimiento o mejorar el bienestar. Esta tendencia refleja un cambio en la conciencia del cuerpo y de la salud que se orienta cada vez más hacia la individualización, la autooptimización y una imagen idealizada de la juventud y la vitalidad.

Un ámbito central de aplicación de las hormonas como producto de estilo de vida se refiere al uso de testosterona en hombres y mujeres para aumentar el rendimiento físico, la libido y los niveles generales de energía. En la medicina antienvejecimiento y en la escena del fitness y el culturismo en particular, la testosterona se utiliza cada vez más como medio para promover el crecimiento muscular, la pérdida de grasa y la mejora de la resistencia física. En dosis bajas, la testosterona también se utiliza para aumentar el deseo sexual y mejorar el estado de ánimo. Estas aplicaciones se basan en la hipótesis de que un mayor nivel de testosterona conduce a una mejora del rendimiento físico y mental y ralentiza el proceso de envejecimiento. Sin embargo, hay que tener en cuenta que un aporte exógeno de testosterona puede provocar un desequilibrio de la balanza hormonal en individuos sanos y puede asociarse a importantes efectos secundarios como acné, caída del cabello, agresividad, una reducción de la producción endógena de testosterona y un mayor riesgo de enfermedades cardiovasculares. Además, existen pruebas de que el uso prolongado de testosterona puede aumentar el riesgo de agrandamiento de la próstata y de cáncer de próstata.

Otra aplicación popular de las hormonas como producto de estilo de vida es el uso de hormonas de crecimiento, en particular la somatropina, para promover el desarrollo muscular, la pérdida de grasa y aumentar la forma física. Las hormonas del crecimiento se comercializan a menudo como agentes antienvejecimiento, ya que se dice que promueven la regeneración celular y el crecimiento muscular y estimulan la pérdida de grasa. También se dice que tienen un efecto positivo sobre la elasticidad de la piel y reducen las arrugas, lo que las hace especialmente populares en la industria de la belleza y el bienestar. En la práctica, sin embargo, las hormonas de crecimiento también son utilizadas con frecuencia por atletas de competición y culturistas para maximizar el rendimiento físico y el crecimiento muscular. Este uso suele ser ilegal y fuera de supervisión médica, lo que entraña considerables riesgos para la salud. Los efectos secundarios conocidos del uso prolongado de hormonas de crecimiento incluyen acromegalia, enfermedades cardiovasculares, resistencia a la insulina y un mayor riesgo de desarrollar diabetes mellitus. Además, la estimulación excesiva del crecimiento celular puede aumentar el riesgo de desarrollar tumores.

El uso de estrógenos y progesterona como productos de estilo de vida también ha aumentado en los últimos años, sobre todo en la medicina antienvejecimiento y en la escena del llamado "biohacking". Estas hormonas se utilizan a menudo para mejorar la elasticidad de la piel, retrasar su envejecimiento y aumentar el atractivo sexual. En algunos casos, también se utilizan para estabilizar el estado de ánimo y aumentar el bienestar general. En la práctica, los estrógenos y la progesterona se utilizan a menudo en forma de cremas, geles o parches, destinados a garantizar una liberación continua de las hormonas. Sin embargo, esta aplicación también entraña riesgos considerables, ya que el uso prolongado de estrógenos puede aumentar el riesgo de cáncer de mama, cáncer de útero, accidentes cerebrovasculares y trombosis. Además, los estrógenos y la progesterona también pueden tener efectos sobre el sistema nervioso central y aumentar los cambios de humor, la depresión y la ansiedad.

Otro ejemplo del uso de hormonas como producto de estilo de vida es el uso de la melatonina para mejorar el sueño y regular el ritmo día-noche. La melatonina se comercializa a menudo como una ayuda natural para dormir y se utiliza para combatir el jet lag o los trastornos del sueño. En dosis bajas, la melatonina se considera relativamente segura y se vende a menudo como suplemento dietético sin receta médica. Sin embargo, hay que tener en cuenta que la ingesta prolongada e incontrolada de melatonina puede alterar el ritmo diurno y nocturno del organismo y perjudicar la producción endógena de melatonina. Además, la melatonina también puede afectar a otros sistemas hormonales y provocar efectos secundarios como dolores de cabeza, mareos, cambios de humor y desequilibrios hormonales.

El uso creciente de hormonas como producto de estilo de vida también plantea cuestiones éticas y sociales, sobre todo en relación con la imagen de la belleza y el cuerpo, la autooptimización y la influencia de la industria farmacéutica en la comprensión de la salud y el bienestar. En una sociedad que idealiza la juventud, la vitalidad y el rendimiento, cada vez se presiona más a los individuos para que se ajusten a estos cánones de belleza y rendimiento. La posibilidad de optimizar las características físicas, el atractivo sexual y el rendimiento mediante el uso de hormonas conduce a una medicalización del cuerpo y a una difuminación de la línea que separa la terapia médica de la optimización del estilo de vida. Además, se plantea la cuestión de si el uso de hormonas para aumentar el rendimiento y el atractivo se ajusta a los principios éticos, sobre todo en lo que respecta a los posibles riesgos para la salud a largo plazo y los efectos sobre la comprensión social y cultural del cuerpo y la identidad.

La regulación de la función sexual no viene determinada exclusivamente por procesos hormonales, sino que es el resultado de una compleja interacción de factores fisiológicos, psicológicos y conductuales. Además de la terapia hormonal sustitutiva, las intervenciones específicas sobre el estilo de vida pueden desempeñar un papel decisivo en la optimización de la salud sexual, apoyando tanto el equilibrio hormonal como los mecanismos vasculares, neurológicos y psicológicos implicados en el control de la libido, la excitación sexual y la satisfacción sexual.

La nutrición influye directamente en la regulación hormonal, la salud cardiovascular y el procesamiento neurobiológico de los estímulos sexuales. Ciertos nutrientes pueden influir en la producción y disponibilidad de hormonas sexuales favoreciendo la síntesis de hormonas precursoras, modulando la actividad de los receptores o regulando la conversión enzimática de sustancias hormonales en el organismo. Una ingesta equilibrada de ácidos grasos esenciales, determinados aminoácidos y micronutrientes como el zinc, el magnesio y la vitamina D puede contribuir a estabilizar las vías de señalización hormonal y favorecer los procesos fisiológicos necesarios para la regulación de la excitación sexual y la libido.

La actividad física influye en la función sexual a través de varios mecanismos, como la mejora del flujo sanguíneo a los órganos genitales, la regulación de los circuitos de control hormonal y la estimulación de las vías de señalización nerviosa central que son esenciales para la percepción de los estímulos sexuales. El ejercicio físico regular provoca un aumento de la liberación de óxido nítrico, que modula la permeabilidad vascular y mejora así el flujo sanguíneo hacia los tejidos genitales. La actividad física también tiene un efecto directo sobre el equilibrio hormonal al influir en la liberación de testosterona, estrógenos y otras hormonas esteroides que intervienen en la regulación de la libido y la excitación sexual.

La salud mental es un factor decisivo en la regulación de la función sexual, ya que el estrés, los trastornos de ansiedad y los estados de ánimo depresivos pueden modular las vías de señalización hormonal y alterar la percepción de los estímulos sexuales. El estrés crónico puede provocar una liberación excesiva de hormonas del estrés, que inhiben la liberación de factores de control hormonal y, por tanto, afectan negativamente a los niveles de testosterona y estrógenos. Las medidas para reducir el estrés, como el entrenamiento en atención plena, la meditación y las técnicas de relajación específicas, pueden ayudar a estabilizar el equilibrio hormonal y optimizar la percepción de los estímulos sexuales.

La calidad del sueño también influye directamente en la regulación hormonal, ya que muchas hormonas sexuales se liberan a ritmos circadianos y su producción depende de la duración y la calidad del sueño. Una alteración del ritmo sueño-vigilia puede conducir a una menor liberación de testosterona y estrógenos, lo que puede perjudicar la libido y la excitación sexual. Por lo tanto, optimizar la higiene del sueño puede ser una medida de apoyo para estabilizar la regulación hormonal y mejorar la función sexual.

La integración a largo plazo de intervenciones específicas en el estilo de vida puede respaldar la eficacia de las terapias hormonales y mejorar de forma sostenible el bienestar general y la salud sexual. La investigación científica sobre este enfoque interdisciplinar muestra resultados prometedores en cuanto a la optimización de las vías de señalización hormonal, la mejora de la función vascular y la estabilización de los procesos neurobiológicos esenciales para la percepción y el procesamiento de los estímulos sexuales. Por lo tanto, la combinación específica de terapia hormonal y medidas basadas en el comportamiento ofrece una forma eficaz de promover la salud sexual a varios niveles y de tener en cuenta de forma óptima las necesidades individuales de los pacientes.

7. Riesgos y cuestiones éticas de la terapia hormonal sintética

7.1 Efectos secundarios y riesgos a largo plazo de las hormonas sintéticas.

El uso de hormonas sintéticas para regular la función sexual ofrece numerosas opciones terapéuticas, pero requiere una cuidadosa consideración de los posibles riesgos y efectos secundarios. La administración a largo plazo de sustancias hormonales puede tener efectos fisiológicos directos sobre el sistema endocrino, así como efectos secundarios sobre el metabolismo, el sistema cardiovascular y la regulación neurobiológica. Las diferencias individuales en la sensibilidad hormonal, la predisposición genética y las interacciones con otros procesos fisiológicos hacen necesaria una visión diferenciada de los posibles efectos secundarios y riesgos a largo plazo.

La retroalimentación hormonal entre el sistema nervioso central y los órganos periféricos productores de hormonas se ve influida por el suministro exógeno de hormonas sintéticas. La sustitución a largo plazo puede provocar la inhibición de la producción hormonal propia del organismo, ya que el control fisiológico de los ejes hormonales reacciona a las hormonas suministradas externamente. Esta supresión de la producción endógena de hormonas puede provocar un desequilibrio hormonal temporal o a largo plazo tras la interrupción del tratamiento, que puede afectar a la función sexual, la estabilidad emocional y el rendimiento físico general.

Los efectos de las hormonas sintéticas sobre el sistema cardiovascular son un aspecto clave de los riesgos a largo plazo de las terapias hormonales. Ciertas sustancias hormonales pueden influir en la regulación de la presión arterial, la función vascular y la tendencia a la coagulación, lo que puede aumentar el riesgo de episodios trombóticos o complicaciones vasculares. Mientras que algunos estudios sugieren que ciertas hormonas sintéticas tienen efectos protectores sobre la función vascular, otros estudios muestran un aumento potencial del riesgo de cambios arterioscleróticos y enfermedades cardiovasculares, especialmente con el uso a largo plazo o en presencia de factores de riesgo individuales.

La influencia a largo plazo sobre el equilibrio hormonal también puede repercutir en la regulación neurobiológica. Las hormonas modulan la actividad de los sistemas de neurotransmisores que son esenciales para la regulación del estado de ánimo, las reacciones al estrés y los procesos cognitivos. La sustitución hormonal a largo plazo puede desencadenar procesos neuroadaptativos que alteren la sensibilidad de los sistemas receptores y conduzcan potencialmente a una alteración del procesamiento emocional y de la percepción de los estímulos sexuales. Los efectos neurobiológicos a largo plazo de las hormonas sintéticas aún no se conocen en su totalidad, por lo que se necesitan más investigaciones científicas para caracterizar mejor los riesgos potenciales para la salud cognitiva y emocional.

Los riesgos metabólicos a largo plazo de las hormonas sintéticas están relacionados, en particular, con la regulación del metabolismo de la insulina, la distribución de la grasa y la salud ósea. El control hormonal del metabolismo energético es un proceso muy complejo que puede verse influido por la administración a largo plazo de hormonas exógenas. Los efectos potenciales sobre la regulación de los niveles de glucosa en sangre, los perfiles lipídicos y la densidad ósea deben considerarse de forma individual para minimizar los posibles riesgos metabólicos a largo plazo.

Las cuestiones éticas en torno al uso de hormonas sintéticas atañen tanto a la responsabilidad médica como a los procesos individuales de toma de decisiones de los pacientes. Sopesar los posibles beneficios terapéuticos frente a los posibles riesgos a largo plazo requiere una información médica exhaustiva y un análisis diferenciado de las condiciones de salud individuales. Debe preservarse la autonomía de los pacientes a la hora de decidir a favor o en contra de la sustitución hormonal, al tiempo que prosigue la investigación científica para comprender los efectos a largo plazo de las hormonas sintéticas y seguir desarrollando estrategias terapéuticas que garanticen un equilibrio óptimo entre beneficios y riesgos.

El análisis científico continuo de los riesgos a largo plazo de las hormonas sintéticas es esencial para poder evaluar con fundamento la seguridad a largo plazo de estas terapias. La investigación diferenciada de los efectos fisiológicos, cardiovasculares, neurobiológicos y metabólicos ayuda a optimizar aún más el uso basado en pruebas de las hormonas sintéticas en la terapia sexual y a identificar los posibles riesgos en una fase temprana. El desarrollo continuo de enfoques de terapia hormonal que tengan en cuenta las sensibilidades individuales y las disposiciones genéticas contribuirá a seguir mejorando la seguridad y la eficacia de esta forma de tratamiento y permitirá una aplicación más precisa y personalizada de las hormonas sintéticas.

7.2 Controversias en torno al uso de hormonas sintéticas

El uso de hormonas sintéticas en la terapia sexual es objeto de debates científicos, médicos y sociales sobre la seguridad, la eficacia a largo plazo y las implicaciones éticas de esta forma de tratamiento. La cuestión central de estas controversias se refiere a la relación entre los beneficios terapéuticos y los riesgos potenciales, así como a los efectos de las hormonas sintéticas sobre la regulación hormonal a largo plazo, la salud sexual y la estabilidad física y psicológica general. La evaluación diferenciada de estos aspectos es esencial para poder tomar una decisión fundamentada sobre el uso de terapias hormonales sustitutivas y optimizar aún más la adaptación individual de la terapia a las necesidades específicas de la paciente.

El debate científico sobre las hormonas de síntesis se centra en particular en los efectos a largo plazo de estas sustancias sobre el sistema endocrino. Aunque numerosos estudios han demostrado la eficacia de las terapias hormonales sustitutivas para el tratamiento de los trastornos sexuales de origen hormonal, persisten incertidumbres sobre la modulación a largo plazo de las vías de señalización hormonal y los posibles efectos sobre los mecanismos de retroalimentación hormonal del organismo. La regulación hormonal es un sistema muy complejo que puede verse influido en su control natural por el suministro externo continuo de hormonas sintéticas, lo que subraya la necesidad de una dosificación precisa y un seguimiento regular de los parámetros hormonales.

Las controversias sociales y éticas se refieren en particular al uso de hormonas sintéticas para influir en la función sexual en casos en los que no existe una indicación médica clara. La frontera entre el uso terapéutico y el uso cosmético o para mejorar el rendimiento de las hormonas no siempre está claramente definida, lo que plantea cuestiones éticas relativas a la legitimidad y la libertad de elección individual.

El debate sobre el uso de hormonas sintéticas en el contexto de la transición de género de las personas transexuales es otro aspecto controvertido de este tema. La necesidad médica de la alineación hormonal en está reconocida científicamente, pero sigue habiendo debates sociales y políticos sobre el acceso a las terapias hormonales, los criterios relacionados con la edad para iniciar dicho tratamiento y los efectos a largo plazo sobre la salud física y mental de las personas afectadas. Los procesos individuales de toma de decisiones requieren un asesoramiento médico diferenciado para garantizar un diseño terapéutico responsable e informado que tenga en cuenta las necesidades individuales, así como las condiciones marco médicas y éticas.

Los posibles riesgos cardiovasculares, metabólicos y neurobiológicos de las hormonas sintéticas son otro punto central del debate científico. Mientras que algunos estudios aportan pruebas de los efectos protectores de determinadas terapias hormonales sustitutivas, otros estudios muestran riesgos potenciales a largo plazo, en particular en lo que respecta a los episodios trombóticos, la desregulación metabólica y la formación de tumores hormonodependientes. La heterogeneidad metodológica de los estudios realizados hasta la fecha dificulta una evaluación estandarizada de los riesgos, lo que subraya la necesidad de realizar más estudios científicos que permitan una evaluación más precisa de la seguridad a largo plazo de las hormonas sintéticas.

La industria farmacéutica desempeña un papel importante en el desarrollo y la comercialización de hormonas sintéticas, lo que a menudo se ve con ojos críticos en el debate público. Los intereses económicos de los fabricantes y la posible influencia en las directrices médicas y las prácticas de prescripción forman parte del debate sobre la responsabilidad ética en el uso de terapias hormonales sustitutivas. La necesidad de una investigación científica independiente y de una toma de decisiones médicas basada en la evidencia es esencial para separar el uso terapéutico de las hormonas sintéticas de los intereses comerciales y para evaluar la seguridad y la eficacia de esta forma de tratamiento sobre una base objetiva.

El desarrollo de las hormonas sintéticas abre nuevas posibilidades terapéuticas, pero exige un examen crítico de las consecuencias a largo plazo y las implicaciones éticas de estos tratamientos. La investigación científica en curso, la consideración diferenciada de los aspectos individuales y sociales y la toma de decisiones médicas basadas en la evidencia son esenciales para utilizar el potencial de las hormonas sintéticas de forma responsable y garantizar el uso seguro y eficaz de esta forma de tratamiento en la terapia sexual.

7.3 Implicaciones ético-médicas

El uso de hormonas sintéticas en la terapia sexual plantea cuestiones centrales de ética médica que atañen a la tensión entre la necesidad terapéutica, la autodeterminación individual y las normas sociales. La regulación hormonal de la función sexual no es sólo un proceso biológico, sino también una cuestión delicada vinculada a aspectos de identidad personal, creencias culturales y directrices médicas. La distinción entre una indicación médica claramente definida y una aplicación para aumentar el rendimiento sexual o para optimizar el bienestar en general no siempre está clara, lo que significa que es necesario un debate ético diferenciado sobre los principios de la responsabilidad médica.

La autodeterminación del paciente es un principio ético central en medicina y se refiere al derecho a tomar decisiones informadas sobre el propio cuerpo y la propia atención sanitaria. La decisión individual a favor o en contra de la terapia hormonal sustitutiva requiere una información exhaustiva sobre los riesgos potenciales, los beneficios esperados y las consecuencias a largo plazo. La responsabilidad médica es ofrecer un asesoramiento basado en la evidencia que respete los deseos y necesidades personales de la paciente, pero que al mismo tiempo se base en hallazgos científicamente sólidos. El reto consiste en diferenciar entre una intervención terapéutica justificada y una medicina deseada que no se basa principalmente en el tratamiento de una alteración de la salud, sino en la optimización de procesos fisiológicos.

La distinción entre una indicación médica y una aplicación en el sentido de optimización del estilo de vida es un aspecto central del debate ético. Mientras que la sustitución hormonal se considera médicamente justificada en casos de desequilibrios hormonales, trastornos endocrinos o en el contexto de la transición sexual, cada vez hay más solicitudes de ajuste hormonal para aumentar la libido, mejorar el rendimiento físico o retrasar los cambios hormonales relacionados con la edad. La cuestión ética de hasta qué punto deben utilizarse los recursos médicos para mejorar los procesos biológicos naturales afecta no sólo al nivel individual, sino también al impacto social de la normalización de las intervenciones hormonales sin una necesidad médica clara.

El debate sobre el límite entre terapia y optimización también se refleja en la evaluación de los riesgos a largo plazo de las hormonas sintéticas. Mientras que la terapia hormonal médicamente indicada tiene como objetivo compensar los déficits de salud y estabilizar la función sexual, las intervenciones a largo plazo en el equilibrio hormonal sin necesidad médica pueden tener consecuencias inesperadas que aún no se han investigado a fondo . La responsabilidad ética consiste en situar el uso de hormonas sintéticas en un marco que proteja la salud a largo plazo de los pacientes, respetando al mismo tiempo su autonomía.

Otro aspecto ético se refiere a la dimensión social de la terapia hormonal. El uso de hormonas sintéticas para mejorar la función sexual o retrasar los procesos de envejecimiento hormonal puede generar expectativas sociales que aumenten la presión por la optimización individual. La cuestión de hasta qué punto las medidas médicas deben contribuir a la adaptación a las normas sociales de atractivo o rendimiento sexual afecta a principios éticos fundamentales de la medicina que se centran en la preservación de la autonomía y la evitación de riesgos para la salud.

El desarrollo de las hormonas sintéticas y la creciente disponibilidad de terapias hormonales plantean, pues, cuestiones fundamentales sobre la misión médica y los límites de la autooptimización. La ética médica debe abordar la cuestión de cómo pueden utilizarse responsablemente las terapias hormonales sustitutivas, teniendo en cuenta tanto los beneficios terapéuticos como las necesidades individuales sin poner en peligro la integridad médica ni la seguridad sanitaria de los pacientes.

El debate científico y ético sobre estas cuestiones será cada vez más importante en los próximos años, a medida que la modulación hormonal de la función sexual siga avanzando y abriendo nuevas posibilidades terapéuticas. La disyuntiva entre indicación médica y autooptimización individual requiere una reflexión continua sobre los fundamentos éticos, científicos y sociales de la terapia hormonal, con el fin de garantizar un uso responsable y basado en la evidencia de las hormonas sintéticas en medicina sexual.

7.4 Aspectos económicos y sociales de la terapia hormonal

El uso de hormonas sintéticas en la terapia sexual no es sólo una cuestión médica, sino también económica y social que plantea numerosos interrogantes éticos, sociales y de política sanitaria.

Las estructuras económicas de la industria farmacéutica, el análisis coste-beneficio de los tratamientos hormonales y la percepción social de la sexualidad y el rendimiento influyen en la difusión y aceptación de las terapias hormonales sustitutivas. La creciente disponibilidad de hormonas sintéticas y la ampliación de las indicaciones médicas contribuyen a que los tratamientos hormonales ya no se limiten a afecciones claramente patológicas, sino que penetren también en ámbitos de autooptimización y prevención relacionados con la edad.

La dimensión económica de la terapia hormonal está relacionada, en particular, con el papel de la industria farmacéutica, el desarrollo y la comercialización de nuevos preparados hormonales y la financiación de estos tratamientos por los sistemas sanitarios y las compañías de seguros privadas. La sustitución hormonal representa un mercado importante, ya que se demanda tanto en el contexto médico como, cada vez más, en el ámbito de la medicina del estilo de vida. El desarrollo de nuevas hormonas sintéticas requiere una inversión considerable en investigación y ensayos clínicos, al tiempo que la comercialización suele caracterizarse por intereses estratégicos y actividades de marketing. La independencia científica de la investigación en terapia hormonal es esencial para garantizar que las decisiones médicas se basan en resultados objetivos y no en intereses comerciales.

El coste de la terapia hormonal es otro aspecto clave del debate económico. Mientras que algunos tratamientos hormonales se consideran médicamente necesarios y están cubiertos por los seguros sanitarios públicos o privados, otros tratamientos quedan fuera de los sistemas de reembolso y deben ser financiados por el paciente. Esto conduce a una distribución desigual del acceso a los tratamientos hormonales, especialmente si no se utilizan principalmente con fines terapéuticos sino preventivos o para mejorar el rendimiento. La cuestión de hasta qué punto las terapias hormonales deben considerarse una asistencia básica o un servicio adicional individualizado sigue siendo un reto para la regulación de la política sanitaria.

Las implicaciones sociales de la terapia hormonal se refieren a la percepción y el manejo de la salud sexual, los procesos de envejecimiento y las normas hormonales. La creciente disponibilidad de hormonas sintéticas está cambiando la comprensión de la sexualidad y la regulación hormonal al abrir la posibilidad de influir específicamente en los procesos biológicos y optimizarlos. Esto conduce a un cambio en las expectativas sociales, especialmente en lo que respecta al rendimiento sexual, el atractivo y el equilibrio hormonal en la vejez. La normalización de las intervenciones hormonales puede aumentar la presión social sobre los individuos para que mantengan determinadas normas hormonales o busquen tratamiento médico a fin de cumplir las expectativas sociales de salud y vitalidad.

El debate ético sobre el papel social de la terapia hormonal también incluye la cuestión de hasta qué punto los tratamientos hormonales deben considerarse una medida médica legítima o la expresión de una tendencia social hacia la autooptimización. Mientras que las terapias hormonales son una necesidad médica esencial en determinados casos, existe una demanda creciente de intervenciones hormonales para aumentar la libido , mejorar el rendimiento físico o retrasar los cambios relacionados con la edad. Esta evolución plantea interrogantes sobre los límites de la medicina y sobre si la influencia hormonal en la sexualidad debe considerarse parte de la variación natural o un factor controlable médicamente.

Las diferencias mundiales en la disponibilidad y regulación de las terapias hormonales demuestran que la aceptación social y las directrices médicas varían considerablemente. Mientras que en algunos países las hormonas sintéticas se utilizan ampliamente y se anuncian abiertamente como medio para mejorar el rendimiento o prevenir el envejecimiento, en otras regiones existen normativas estrictas que sólo permiten el tratamiento hormonal para indicaciones médicas claramente definidas. Estas diferencias no sólo reflejan decisiones de política sanitaria, sino también percepciones culturales de género, sexualidad y responsabilidad médica.

Los aspectos económicos y sociales de la terapia hormonal ilustran la complejidad de esta forma de tratamiento, que va mucho más allá del contexto médico. La creciente integración de las hormonas sintéticas en la terapia sexual y en la atención sanitaria general exige un examen diferenciado de los incentivos económicos, las expectativas sociales y las cuestiones éticas asociadas a la modulación selectiva de los procesos hormonales. La investigación científica, la regulación de la política sanitaria y la reflexión social sobre estos avances son esenciales para garantizar un enfoque responsable e informado de los tratamientos hormonales que tenga en cuenta tanto las necesidades individuales como los efectos sanitarios y sociales a largo plazo.

8. Investigación actual y perspectivas de futuro

8.1 Nuevos avances en la terapia hormonal

La investigación científica en curso sobre las hormonas sintéticas en la terapia sexual desempeña un papel clave en la optimización de los enfoques terapéuticos existentes y en el desarrollo de nuevas estrategias terapéuticas. Los avances en bioquímica, endocrinología y medicina personalizada han permitido que las terapias hormonales sean cada vez más precisas y selectivas, lo que se traduce en una mayor eficacia y una minimización de los posibles efectos secundarios . La comprensión cada vez mayor de que las disfunciones sexuales tienen causas multifactoriales que incluyen componentes hormonales, neurobiológicos, psicológicos y sociales ha llevado a un cambio de paradigma en la terapia sexual. En lugar del tratamiento puramente sintomático, la atención se ha centrado en la regulación específica de los procesos hormonales para abordar los mecanismos fisiológicos subyacentes y lograr una mejora sostenible de la salud sexual.

Un campo central de la investigación es el desarrollo de sustancias activas innovadoras que intervengan en las vías de señalización hormonal de forma más selectiva, permitiendo así la modulación selectiva de los procesos hormonales. A diferencia de las hormonas convencionales, que tienen un amplio efecto en diversos tejidos y sistemas receptores, las sustancias de nuevo desarrollo se centran en el control selectivo de receptores específicos y vías de señalización. Estos moduladores hormonales selectivos tienen el potencial de aumentar la eficacia terapéutica y, al mismo tiempo, reducir los efectos secundarios indeseables . Un ejemplo prometedor son los moduladores selectivos de los receptores estrogénicos, que se dirigen a receptores estrogénicos específicos para conseguir efectos positivos sobre la función sexual sin causar los efectos negativos sobre el tejido mamario o uterino que pueden asociarse a la terapia estrogénica sistémica. Del mismo modo, se están desarrollando moduladores selectivos de los receptores de andrógenos para mejorar la motivación sexual y la excitación física sin provocar los efectos secundarios del tratamiento sistémico con testosterona, como el acné o la caída del cabello.

La investigación sobre moduladores hormonales selectivos se centra cada vez más en el desarrollo de sustancias activas que no sólo se dirijan a receptores específicos, sino que también modulen diferencialmente la transmisión de señales dentro de las células. Se persigue aquí el concepto de "agonistas y antagonistas selectivos de los receptores", que permite controlar específicamente la activación o inhibición de las vías de señalización y lograr así una regulación más precisa de los procesos hormonales. Esta estrategia innovadora se basa en la comprensión de los mecanismos moleculares que subyacen a la activación de los receptores y aprovecha las diferencias estructurales de los receptores en los distintos tejidos para lograr un efecto selectivo. Un ejemplo de ello son los derivados modificados de la testosterona que actúan específicamente sobre los receptores del sistema nervioso central, aumentando así la libido y el deseo sexual sin afectar a la masa muscular ni a los caracteres sexuales secundarios.

Además del desarrollo de nuevos principios activos, la investigación también se centra en mejorar las formas de aplicación de las hormonas sintéticas. Aunque los preparados orales y transdérmicos ya se utilizan ampliamente, estudios recientes demuestran que estas formas de aplicación pueden provocar a menudo fluctuaciones en los niveles hormonales y, por tanto, una eficacia desigual. Para garantizar una liberación más estable de las hormonas y optimizar la biodisponibilidad, se está trabajando intensamente en formas de dosificación innovadoras que permitan una liberación continua y constante de las sustancias hormonales. Se trata de implantes que garantizan una liberación controlada de hormonas durante varios meses, así como de sistemas portadores basados en la nanotecnología que permiten la liberación selectiva de principios activos en tejidos específicos. Estas nanopartículas están diseñadas de tal manera que se unen a células específicas y ejercen allí su efecto, consiguiendo así un alto nivel de eficacia con menos efectos secundarios sistémicos.

Otro concepto innovador es el desarrollo de sistemas de microdosificación hormonal que permiten un control especialmente preciso de la dosis hormonal y garantizan así una terapia personalizada. Estos sistemas utilizan tecnologías de microfluidos para liberar las hormonas de forma continua y uniforme en dosis mínimas, consiguiendo así una concentración hormonal más estable en la sangre. Esta dosificación precisa es especialmente importante en el tratamiento de los trastornos sexuales hormonales, ya que la función sexual es extremadamente sensible a los cambios más pequeños en los niveles hormonales. La microdosificación permite un ajuste preciso a las necesidades individuales de los pacientes y evita los efectos secundarios indeseables que pueden asociarse a una dosificación excesiva o insuficiente.

Otro avance significativo en la investigación sobre hormonas sintéticas en terapia sexual es la creciente integración de factores genéticos y epigenéticos en la planificación del tratamiento. La constatación de que las diferencias genéticas individuales influyen en la sensibilidad a las sustancias hormonales, la tasa metabólica de las hormonas de síntesis y la actividad individual de los receptores ha conducido al desarrollo de enfoques terapéuticos personalizados. Los modernos procedimientos de diagnóstico genético permiten determinar con precisión la situación hormonal inicial y las predisposiciones genéticas, lo que permite adaptar la terapia a las necesidades específicas de los pacientes . Los análisis genéticos permiten identificar variaciones genéticas en los receptores hormonales y en las enzimas que intervienen en la metabolización de las hormonas. Estos datos genéticos se combinan con información clínica y mediciones hormonales para desarrollar una terapia a medida que optimice tanto la eficacia como la seguridad del tratamiento hormonal.

Otro avance prometedor en la investigación sobre hormonas sintéticas es la terapia combinada, que combina tratamientos hormonales con otros enfoques farmacológicos o conductuales. La constatación de que las disfunciones sexuales suelen estar causadas por complejas interacciones entre factores hormonales, neurobiológicos y psicológicos ha dado lugar a un enfoque terapéutico integrador que vincula la regulación hormonal con otros mecanismos de control fisiológico. La atención se centra especialmente en la investigación de la interacción entre hormonas y neurotransmisores, responsables de la excitación sexual, el placer y el procesamiento emocional de los estímulos sexuales. Mediante la combinación de agentes hormonales con sustancias neurofarmacológicas que actúan específicamente sobre los neurotransmisores dopamina, serotonina y oxitocina, se pueden conseguir efectos sinérgicos y aumentar significativamente la eficacia de la terapia sexual.

En resumen, está claro que el futuro de la terapia sexual hormonal se caracterizará por un enfoque interdisciplinar que integre los descubrimientos de la endocrinología, la neurociencia, la farmacología y la genética. El desarrollo de principios activos innovadores, la mejora de las formas de aplicación y la integración de los factores genéticos en la planificación de la terapia abren nuevas perspectivas para una terapia hormonal altamente individualizada y eficaz.
.

8.2 Terapia hormonal individualizada basada en marcadores genéticos y epigenéticos.

El desarrollo de la terapia hormonal se basa cada vez más en los principios de la medicina personalizada, cuyo objetivo es adaptar el tratamiento a las características genéticas y epigenéticas individuales del paciente. La terapia hormonal tradicional suele seguir protocolos de dosificación estandarizados que se basan en valores medios y no tienen suficientemente en cuenta las variaciones individuales en la sensibilidad hormonal y el metabolismo de las sustancias administradas. Los avances en la investigación genética y epigenética permiten reconocer mejor estas diferencias interindividuales e integrarlas en el diseño de la terapia de forma selectiva.

La regulación genética de la función hormonal influye en la síntesis, el transporte, la unión a receptores y la degradación de las hormonas sintéticas en el organismo. Los polimorfismos en los genes responsables de la producción de receptores hormonales , enzimas de la biosíntesis de esteroides o proteínas de transporte pueden hacer que los pacientes respondan de forma diferente al tratamiento hormonal. Ciertas variaciones genéticas pueden alterar la sensibilidad a la testosterona , los estrógenos u otras hormonas sexuales e influir en la intensidad o debilidad del tratamiento hormonal. El análisis de estos marcadores genéticos puede ayudar a determinar la dosis óptima para cada paciente, con el fin de conseguir el tratamiento más eficaz con el menor número posible de efectos secundarios.

La regulación epigenética de las vías de señalización hormonal es otro determinante clave de la sensibilidad hormonal individual. Las modificaciones epigenéticas influyen en la expresión génica sin alterar directamente la secuencia del ADN y pueden ser moduladas por factores ambientales, el estilo de vida y la exposición hormonal previa . La metilación, las modificaciones de las histonas y las moléculas de ARN no codificantes desempeñan un papel crucial en el control de la actividad de los receptores hormonales y la regulación de los mecanismos de retroalimentación hormonal. El análisis de estos marcadores epigenéticos ofrece la posibilidad de identificar patrones individuales de regulación hormonal y adaptar la terapia a firmas epigenéticas específicas.

La terapia hormonal individualizada basada en marcadores genéticos y epigenéticos abre nuevas perspectivas para un tratamiento más preciso y específico de los trastornos sexuales inducidos por hormonas. La determinación de perfiles genéticos individuales permite una selección diferenciada de hormonas sintéticas que se adaptan de forma óptima a la capacidad metabólica y la sensibilidad de los receptores del paciente. La integración de marcadores epigenéticos permite una predicción más precisa de los efectos a largo plazo de las terapias hormonales y puede ayudar a minimizar los efectos secundarios definiendo la dosis y la duración del tratamiento individualmente adecuadas.

Los avances en el diagnóstico molecular y el desarrollo de tecnologías de análisis innovadoras han ampliado considerablemente las posibilidades de la terapia hormonal personalizada. La secuenciación de alto rendimiento, la espectrometría de masas y los algoritmos bioinformáticos permiten una caracterización cada vez más detallada de los marcadores genéticos y epigenéticos individuales que son relevantes para la regulación hormonal. La combinación de estos procedimientos diagnósticos con las modernas estrategias farmacogenéticas abre nuevas vías para desarrollar terapias hormonales personalizadas que tengan en cuenta las necesidades fisiológicas específicas de cada paciente.

La investigación futura en este campo contribuirá a comprender aún mejor los mecanismos de regulación genética y epigenética de la función hormonal y a perfeccionar los enfoques terapéuticos personalizados de . El reto a largo plazo es integrar estos hallazgos en la práctica clínica e individualizar el tratamiento hormonal de forma que se maximice la eficacia terapéutica y se minimicen los posibles riesgos a largo plazo. La disponibilidad cada vez mayor de diagnósticos genéticos y epigenéticos permitirá establecer la terapia hormonal personalizada como norma en medicina sexual y crear así la base para un tratamiento más preciso, menos propenso a los efectos secundarios y más eficaz de los trastornos sexuales hormonales.

8.3 Formas farmacéuticas innovadoras y biodisponibilidad optimizada de hormonas sintéticas

El desarrollo continuo de hormonas sintéticas en la terapia sexual implica no sólo la mejora de los propios principios activos, sino también la optimización de las formas de dosificación y la biodisponibilidad. El método de aplicación influye decisivamente en la estabilidad de la concentración hormonal en el organismo, el efecto sobre los receptores diana y el perfil de efectos secundarios del tratamiento hormonal. La investigación farmacológica se centra cada vez más en métodos de administración innovadores que permitan un control más preciso de los niveles hormonales, eviten el primer paso por el hígado y garanticen una liberación más selectiva del principio activo en los tejidos pertinentes.

La administración oral clásica de hormonas sintéticas sigue siendo una de las formas de administración más utilizadas, pero está asociada a retos farmacocinéticos. La absorción a través del tracto gastrointestinal y la posterior metabolización en el hígado pueden dar lugar a fluctuaciones considerables en la biodisponibilidad, lo que significa que la concentración hormonal en la sangre no permanece constante. El desarrollo de nuevas fórmulas de liberación sostenida o modulada pretende mantener los niveles hormonales más estables y permitir un efecto más constante a lo largo del día.

La aplicación transdérmica de hormonas sintéticas se ha consolidado como alternativa a la administración oral, ya que permite una absorción continua a través de la piel y evita así el primer paso hepático. Los parches, geles y aerosoles transdérmicos ofrecen una liberación controlada de hormonas durante varias horas o días y minimizan las fluctuaciones en la concentración hormonal. Los avances en nanotecnología están permitiendo el desarrollo de nuevos sistemas de administración transdérmica que mejoran la penetración a través de la piel y permiten un control aún más específico de la absorción hormonal.

La administración parenteral de hormonas sintéticas en forma de inyecciones o implantes es otra forma de garantizar concentraciones hormonales estables durante periodos de tiempo más largos. La inyección intramuscular o subcutánea de los preparados de depósito permite una liberación retardada de la hormona durante semanas o meses, lo que garantiza una eficacia constante sin ingesta diaria. Los implantes, que se insertan bajo la piel y liberan una dosis constante de hormona durante un periodo de tiempo definido, ofrecen una solución a largo plazo para los pacientes que prefieren una terapia continua sin aplicación diaria.

El desarrollo de sistemas portadores microparticulados y liposomales representa uno de los enfoques más innovadores para mejorar la biodisponibilidad de las hormonas sintéticas. Al encapsular las sustancias hormonales en nanopartículas o liposomas, se puede aumentar la estabilidad de los principios activos y mejorar su captación selectiva en tejidos específicos. Esta tecnología permite una liberación prolongada de la hormona en el organismo, un mejor control de la concentración plasmática y una reducción de los efectos secundarios al enriquecer los principios activos directamente en los tejidos diana.

También se está investigando cada vez más la aplicación intranasal y sublingual de hormonas sintéticas, ya que estas formas de administración permiten una rápida absorción a través de las mucosas y garantizan que se evita la metabolización hepática. Los aerosoles intranasales o los comprimidos sublinguales ofrecen un efecto rápido y una buena capacidad de control de la concentración hormonal, lo que los hace especialmente adecuados para aplicaciones a corto plazo o ajustes de dosis específicos.

El perfeccionamiento de las formas de dosificación de las hormonas sintéticas tiene por objeto mejorar la eficacia terapéutica, optimizar la tolerabilidad y aumentar el cumplimiento terapéutico por parte de los pacientes. La combinación de sistemas portadores innovadores con un control preciso de la liberación del fármaco contribuye a individualizar aún más la terapia hormonal en medicina sexual y adaptarla mejor a las necesidades individuales de los pacientes. La investigación en curso en este campo contribuirá al desarrollo de nuevas formas de aplicación que permitan un control aún más preciso de los procesos hormonales y mejoren aún más la seguridad y eficacia a largo plazo de la terapia hormonal.

8.4 El futuro de las hormonas sintéticas en medicina sexual

El futuro desarrollo de las hormonas sintéticas en medicina sexual se caracterizará de forma significativa por los avances en endocrinología, farmacología y biología molecular. Los nuevos descubrimientos científicos sobre las complejas interacciones entre hormonas, neurotransmisores y vías de señalización vascular están abriendo vías terapéuticas cada vez más diferenciadas que permiten un control más preciso de los procesos hormonales. La mejora continua de las hormonas sintéticas y las formas de dosificación innovadoras harán avanzar aún más la individualización de la terapia hormonal y ampliarán de forma sostenible las opciones de tratamiento de los trastornos sexuales inducidos por hormonas.

En el futuro, la medicina personalizada desempeñará un papel decisivo en la terapia sexual hormonal . La creciente integración de los análisis genéticos y epigenéticos en la terapia hormonal permite adaptar el tratamiento a las capacidades metabólicas individuales y a la sensibilidad de los receptores de cada paciente. El desarrollo de marcadores genéticos específicos de sensibilidad a la testosterona, los estrógenos u otras hormonas sexuales ayudará a adaptar la terapia con mayor precisión a los requisitos biológicos del paciente y, de este modo, maximizar la eficacia y minimizar el riesgo de efectos secundarios .

La investigación futura sobre moduladores hormonales selectivos diferenciará aún más la terapia hormonal. Mientras que los preparados hormonales convencionales suelen tener un efecto amplio que influye en varios tejidos y sistemas receptores, el desarrollo de moduladores selectivos de los receptores de andrógenos, estrógenos o progesterona permitirá controlar vías de señalización específicas de forma selectiva. Esta manipulación altamente específica de los procesos hormonales permitirá un control más preciso de la libido , la excitabilidad sexual y los mecanismos vasculares dependientes de hormonas sin efectos secundarios sistémicos .

El desarrollo de nuevos sistemas portadores mejorará la biodisponibilidad y la estabilidad de las hormonas sintéticas. El uso de la nanotecnología para el control selectivo de la liberación de hormonas sintéticas permite una mayor duración de la acción con efectos secundarios reducidos . Los sistemas portadores liposomales, las formulaciones microparticuladas de depósito o los sistemas implantables de liberación de hormonas permitirán en el futuro un control más estable y eficaz de los niveles hormonales. Estos avances serán especialmente importantes para los pacientes que requieran una terapia hormonal a largo plazo o cuya producción hormonal endógena esté permanentemente alterada.

La combinación de enfoques terapéuticos hormonales y no hormonales será cada vez más importante. Las interacciones entre las vías de señalización hormonal y los procesos neurobiológicos son objeto de una intensa investigación científica encaminada a desarrollar enfoques alternativos para influir en la función sexual. La integración de terapias de sustitución hormonal con la modulación farmacológica del equilibrio de neurotransmisores o de las vías de señalización vascular puede contribuir a aumentar la eficacia terapéutica y, al mismo tiempo, reducir la necesidad de dosis hormonales elevadas.

Las implicaciones éticas y sociales del futuro desarrollo de las hormonas sintéticas también desempeñarán un papel central. La creciente posibilidad de controlar y modificar específicamente los procesos hormonales plantea cuestiones fundamentales sobre la definición de normalidad y optimización en medicina sexual. Mientras que la terapia hormonal se ha centrado tradicionalmente en el tratamiento de deficiencias hormonales claramente definidas, el avance de la investigación abre cada vez más la posibilidad de influir en los procesos hormonales incluso en individuos fisiológicamente sanos. El equilibrio entre la necesidad médica y la autooptimización individual será un reto central en el futuro debate sobre ética médica.

El futuro de las hormonas sintéticas en medicina sexual vendrá determinado por el ulterior desarrollo de enfoques terapéuticos innovadores, la creciente personalización del tratamiento y la integración de nuevas tecnologías farmacológicas. La investigación científica en curso contribuirá a optimizar aún más la seguridad, eficacia y precisión de la terapia hormonal y abrirá nuevas posibilidades para influir específicamente en la regulación hormonal de la función sexual. El reto consistirá en utilizar los nuevos avances de forma responsable para promover la salud sexual, tener en cuenta las necesidades individuales y evaluar cuidadosamente los efectos a largo plazo de la modulación hormonal.

9. Conclusión

Las hormonas sintéticas desempeñan un papel crucial en la terapia sexual moderna , ya que permiten influir de forma selectiva en procesos hormonales esenciales para la función sexual, la libido , la excitación y la percepción emocional de la sexualidad . La importancia de estas hormonas radica en su capacidad para compensar los desequilibrios hormonales, controlar específicamente los procesos endocrinos y modular aspectos específicos de la sexualidad sin alterar el equilibrio hormonal general. Mientras que las hormonas endógenas están sujetas a fluctuaciones naturales en su producción y efecto y se ven influidas por numerosos factores fisiológicos y psicológicos, las hormonas sintéticas permiten controlar la regulación hormonal. Como resultado, no sólo pueden utilizarse para tratar trastornos sexuales inducidos por hormonas, sino también para optimizar las funciones sexuales y mejorar la calidad de vida individual. Los avances en la investigación biomédica han conducido al desarrollo continuo de las hormonas sintéticas, mejorando su eficacia , minimizando los efectos secundarios y abriendo nuevas posibilidades terapéuticas.

Los últimos avances en el campo de las hormonas sintéticas se centran en el desarrollo de moduladores hormonales selectivos que permiten dirigirse a sistemas receptores específicos sin causar efectos sistémicos indeseables. Mientras que las terapias hormonales convencionales suelen tener un efecto amplio y también influyen en tejidos que no son relevantes para el efecto terapéutico deseado, las hormonas sintéticas modernas permiten un control más diferenciado de las vías de señalización hormonal. Especialmente prometedores son los moduladores selectivos de los receptores de andrógenos y estrógenos, que pueden influir en aspectos específicos de la función sexual sin ejercer efectos secundarios indeseables sobre otros sistemas orgánicos. Estos nuevos principios activos se caracterizan por una unión más precisa a los receptores diana y permiten una terapia hormonal individualizada que puede adaptarse mejor a las necesidades fisiológicas individuales de los pacientes.

Otro avance importante en el desarrollo de hormonas sintéticas se refiere a la mejora de las formas de aplicación que garantizan una liberación más estable y duradera de los principios activos hormonales. Aunque los preparados orales y transdérmicos ya se utilizan ampliamente, las últimas investigaciones demuestran que los depósitos hormonales implantables, los sistemas de administración microfluídicos y los sistemas portadores basados en nanopartículas permiten una dosificación más precisa y una distribución más uniforme de las hormonas en el organismo. La liberación controlada durante periodos de tiempo más largos reduce las fluctuaciones en los niveles hormonales, que a menudo pueden dar lugar a una eficacia variable y a efectos secundarios indeseables en las formas convencionales de terapia. La nanotecnología, en particular, abre nuevas perspectivas para el control selectivo de la acción hormonal al dirigir los agentes hormonales a células o tejidos específicos, aumentando así la eficacia terapéutica y reduciendo el riesgo de efectos secundarios sistémicos.

Los avances en genética y epigenética también han abierto la posibilidad de determinar con mayor precisión la sensibilidad hormonal individual y el metabolismo de las hormonas sintéticas, allanando el camino para una terapia hormonal personalizada. Las variaciones genéticas en los receptores hormonales y las enzimas responsables de la metabolización de las hormonas influyen significativamente en la eficacia y la tolerabilidad de las hormonas sintéticas. Los modernos procedimientos de diagnóstico permiten analizar en detalle estos factores genéticos y adaptar con mayor precisión la terapia a las necesidades fisiológicas individuales. Combinando los análisis genéticos con biomarcadores avanzados, la dosificación de hormonas sintéticas puede ajustarse de forma aún más específica, aumentando así la eficacia terapéutica y minimizando los posibles riesgos.

El desarrollo de terapias combinadas que combinan tratamientos hormonales con otras intervenciones farmacológicas o conductuales representa otra innovación pionera. La constatación de que las disfunciones sexuales no están causadas exclusivamente por desequilibrios hormonales, sino que se basan en una compleja interacción entre procesos hormonales, neurobiológicos y psicológicos, ha dado lugar a nuevos conceptos terapéuticos que integran distintos enfoques de tratamiento. La investigación sobre las interacciones entre las hormonas y los sistemas de neurotransmisores, responsables de la regulación de la excitación sexual, el procesamiento emocional de la sexualidad y los sistemas neuronales de recompensa, es especialmente prometedora. La combinación selectiva de agentes hormonales con sustancias neuroactivas que actúan específicamente sobre las vías de señalización de la dopamina, la serotonina o la oxitocina puede lograr efectos sinérgicos que permitan un tratamiento más completo y adaptado a cada persona.

El desarrollo futuro de las hormonas sintéticas se basará cada vez más en un enfoque interdisciplinario que integre los descubrimientos de la endocrinología, la farmacología, la neurociencia y la genética. La eficacia de las hormonas sintéticas en la terapia sexual se optimizará aún más mediante el desarrollo continuo de nuevos principios activos, la mejora de los procedimientos de diagnóstico y el perfeccionamiento de los enfoques terapéuticos personalizados. El reto a largo plazo es combinar la modulación selectiva de las vías de señalización hormonal con beneficios sostenibles para la salud y seguir mejorando el equilibrio entre la eficacia terapéutica y los posibles efectos secundarios .

La investigación se centra cada vez más en el desarrollo de estrategias de tratamiento individualizadas que no sólo se centren en la regulación biológica de las hormonas sexuales, sino que también tengan en cuenta los aspectos psicológicos y sociales. Los avances en la investigación de la epigenética y los factores ambientales que influyen en la regulación hormonal ayudarán a perfeccionar aún más la terapia hormonal y a integrar en los conceptos de tratamiento la influencia de factores externos como el estrés, la dieta y el estilo de vida. Este enfoque holístico cambiará fundamentalmente la terapia sexual y permitirá tratar los desequilibrios hormonales de forma más específica y sostenible.

La investigación científica en curso sobre las hormonas sintéticas seguirá abriendo nuevas perspectivas para la medicina sexual en el futuro y elevará el tratamiento de los trastornos sexuales hormonales a un nuevo nivel. La creciente individualización de la terapia, el control más preciso de los procesos hormonales y la integración de nuevas tecnologías biomédicas contribuirán a garantizar que las hormonas sintéticas puedan utilizarse de forma aún más eficaz y segura. La estrecha colaboración entre diferentes disciplinas científicas será crucial para garantizar que las hormonas sintéticas no sólo se utilicen para el tratamiento sintomático de los trastornos sexuales, sino que también permitan mejorar a largo plazo la salud sexual y el bienestar general.

10. Índice

Amígdala 32
Andrógenos 6, 76, 81, 82, 83, 85, 88
Producción de andrógenos 45, 46
Andropausia 5, 41, 42, 43, 44
Hormonas bioidénticas 56, 57
Sustancias mensajeras 11, 21
Forma farmacéutica 59, 62, 65, 74, 77, 82
Dehidroepiandrosterona 30, 80, 81, 82, 83, 84, 85, 86
Diabetes 5, 50, 51, 108
Dopamina 23, 33, 94, 127, 138
Dosis 6, 13, 16, 27, 33, 40, 61, 62, 67, 68, 69, 70, 74, 79, 80, 82, 84, 90, 97, 116, 126, 129, 137, 138
Ovarios 11, 22, 23, 92
Ovulación 22, 23, 45
Endometriosis 11
Disfunción eréctil 6, 14, 63
disfunción eréctil 13
Fertilidad 45
Gónadas 21, 22, 23
Progestágenos 12, 17, 19, 23, 30, 70, 71, 72, 73, 74, 76
Glucocorticoides 12, 17
Gónadas 5, 21, 25, 26, 27, 29, 37, 38, 39, 45, 48, 83
Hipocampo 32
Testículos 11, 22, 23, 26, 29, 39, 63, 83, 94
Terapia hormonal sustitutiva 11, 12, 24, 30, 106
Receptores hormonales 13, 16, 43, 127, 128, 137
Hiperprolactinemia 5, 24, 47, 48, 49, 50
Hipogonadismo 5, 6, 38, 39, 40, 41, 63, 107
Hipófisis 11, 21, 22, 23, 24, 25, 26, 39, 47, 49, 50
Hipotálamo 5, 21, 22, 25, 26, 27, 29, 32, 37, 39, 45, 47, 48, 101
Eje hipotalámico-hipofisario-gonadal 21, 25, 26, 27, 29, 37, 45, 48
Inyección 61, 131
Terapia combinada 101, 127

Terapias hormonales sustitutivas combinadas 19
Libido 5, 6, 12, 14, 20, 23, 24, 27, 28, 31, 35, 36, 38, 39, 40, 42, 43, 46, 47, 48, 51, 63, 64, 66, 67, 70, 72, 73, 75, 77, 78, 80, 81, 84, 85, 87, 88, 89, 90, 91, 92, 93, 95, 96, 100, 101, 103, 104, 105, 107, 110, 111, 119, 122, 125, 134, 136
Pérdida de libido 6, 13, 19, 23, 63, 64
Lubricación 6, 14, 20, 24, 36, 42, 43, 46, 49, 51, 70, 71, 72, 73, 75, 76, 77, 86
Menopausia 5, 6, 11, 24, 40, 41, 42, 43, 44, 65, 66, 67, 71, 73, 74, 75, 76
Modulación del receptor de neurocinina-3 101
Glándulas suprarrenales 11, 50, 52
Corteza suprarrenal 29, 30, 36, 52, 83
Efectos secundarios 6, 7, 12, 13, 15, 16, 17, 18, 19, 25, 27, 28, 31, 41, 54, 57, 60, 65, 67, 68, 69, 70, 78, 80, 82, 89, 97, 107, 108, 109, 112, 124, 126, 129, 132, 133, 134, 136, 137, 139
Neurotransmisores 23, 30, 32, 33, 127
Administración oral 62, 131
Capacidad de orgasmo 94
Osteoporosis 17, 39, 78
Estradiol 22, 83, 84
Estrógenos 5, 6, 7, 12, 14, 19, 22, 23, 28, 29, 30, 33, 36, 67, 70, 71, 72, 73, 74, 76, 78, 81, 82, 83, 84, 85, 86, 88, 92, 93, 94, 109, 129
Síndrome ovárico 5, 44, 45, 46
Oxitocina 22, 33, 127, 138
Fosfodiesterasa-5 100
Progesterona 5, 12, 17, 22, 26, 28, 30, 33, 36, 39, 40, 42, 43, 48, 65, 108
Prolactina 21, 24, 47, 48, 49, 50
Prolactinomas 49
Receptores 13, 16, 26, 27, 32, 37, 42, 49, 50, 54, 56, 57, 60, 64, 66, 69, 71, 84, 87, 88, 96, 101, 124, 125
Glándula tiroides 11, 51
Trastornos tiroideos 11
Serotonina 23, 33, 94, 127, 138
Sexualidad 4, 5, 10, 11, 14, 18, 20, 21, 23, 24,

32, 33, 35, 36, 37, 44,
65, 68, 91, 93, 95, 96,
102, 105, 120, 122,
123, 136, 138
Terapia sexual 13, 19, 20,
23, 27, 28, 31, 34, 37,
44, 55, 58, 60, 72, 81,
82, 84, 87, 104, 114,
115, 117, 120, 123,
124, 126, 127, 128,
130, 133, 136, 139
Disfunción sexual 14
Aversión sexual 14
Espermatogénesis 22
Hormonas esteroideas 30,
83, 111
Hormonas de control 26,
40, 45, 48
Testosterona 5, 6, 12, 14,
17, 22, 23, 26, 28, 30,
36, 40, 48, 52, 63, 64,
66, 67, 68, 81, 83, 86,
88, 90, 91, 92, 93, 94,
101, 105, 107, 111,
129, 133
Terapia con testosterona
6, 43, 63, 64, 65, 67,
90, 91, 125
Aplicación transdérmica
61, 131
Transgénero 6, 87, 88,
89, 103, 105, 116
Sequedad vaginal 15
Vasopresina 22, 33
Hormonas de crecimiento
108
Efectividad 6, 11, 15, 18,
25, 30, 58, 65, 67, 68,
69, 70, 73, 82, 115,
117, 124, 126, 127,
130, 132, 136, 137,
139